Steiner Verlag
Materialien zur Sprachtherapie

Carsten Kroker

Aphasie-Schnell-Test

(AST)

Manual

Ein standardisierter Test für die Differentialdiagnose
Aphasie – keine Aphasie – Dysarthrie in der Akutphase

Vorwort

In meiner fast zwanzigjährigen sprachtherapeutischen Arbeit mit Aphasikern in einer großen Akutklinik wurde ich von Ärzten und Therapeuten immer wieder nach einem Diagnoseverfahren für die Akutphase befragt. Dabei sollte es sich um einen Test handeln, der möglichst wenig Zeit beansprucht und eine Aussage über den Schweregrad der Sprachstörung macht. Gerade in der Akutphase ist ein umfangreiches Diagnoseverfahren am Krankenbett aus verschiedenen Gründen oft nicht durchführbar. Die nur kurze Belastung des Patienten sowie eine Reihe von Störfaktoren im Krankenzimmer und die oft nur kurze Verweildauer in der Akutklinik verhindern in der Regel ein umfangreiches Diagnoseverfahren.

Jeder Therapeut, der längere Zeit am Krankenbett Aphasiker therapiert hat, empfindet den Mangel an Test- und Therapieverfahren – speziell in der Akutphase – als großes Manko. Im deutschsprachigen Raum ist mir kein Testverfahren für die Akutphase bekannt, das diesen Ansprüchen gerecht wird. Noch vor einigen Jahren wartete man die spontane Rückbildung in der klinischen Phase ab und verpasste damit die Chance einer sprachtherapeutischen Rehabilitation in der Frühphase. Glücklicherweise wird diesem Zeitabschnitt eine immer größere Bedeutung zugestanden. So findet heute in fast allen neurologischen Kliniken Deutschlands Sprachtherapie am Krankenbett statt. Darüber hinaus berichtet die „Stiftung Deutsche Schlaganfallhilfe" in ihrem Verbandsorgan, dass von 1994 bis Juni 1999 30 Schlaganfallstationen (Stroke Units) entstanden sind.

Mit dem neuen Diagnoseverfahren „Aphasie-Schnelltest" (AST) wird eine wichtige Lücke geschlossen. Ausgehend von dem englischen Aphasietest „Frenchay Aphasia Screening Test" (FAST) von Enderby und Mitarb., der seit 1987 im englischen Sprachraum eingesetzt wird, ist es dem Autor gelungen ein entsprechendes Diagnoseverfahren für den deutschsprachigen Raum zu entwickeln, das in 15 min durchgeführt und ausgewertet werden kann. Erfasst werden die vier Modalitäten „Sprachverständnis, Lesen, Sprechen und Schreiben". Im Gegensatz zum „FAST" kann nun auch mit Hilfe einer Prozentrangreihe eine Aussage über den Schweregrad der Aphasie gemacht werden. Zur Standardisierung wurden fast 300 Patienten überprüft. Neben der Kontrollgruppe wurden 193 Aphasiker untersucht. Allein diese Zahl verdeutlicht den großen Zeitaufwand und die Sorgfalt, die zur Entwicklung des „AST" führten.

Sicherlich wird der „AST" einen festen Platz in der Frühdiagnose von Aphasien einnehmen und zur besseren und sicheren Diagnose und Therapieplanung beitragen.

Dieser Test wendet sich in erster Linie an Sprachtherapeuten, die während der Akutphase in der Diagnostik und Therapieplanung tätig sind, aber auch an Neurologen, Neuropsychologen und andere Fachärzte. Auch Auszubildende an Universitäten, Hochschulen und logopädischen Lehranstalten sollten sich mit diesem Test auseinandersetzen.

Ingo Kroker

Vorwort

Schnell, einfach und robust – so lässt sich der vorliegende Test charakterisieren. Der Leistungsstand der schwer beeinträchtigten aphasischen Personen kann nach wenigen Aufgabenstellungen einem Normwert zugeordnet werden. Weder Patient noch Anweiser werden lange belastet, und es ergeben sich dennoch verlässlich Aussagewerte für den aktuellen Stand.

Die Testkonstruktion ist ohne große theoretische Ambitionen ganz pragmatisch ausgerichtet: geprüft werden die sprachlichen Leistungen einerseits im Verstehen und in der Sprachproduktion und andererseits im Lesen und im Schreiben. Während der Bereich Verstehen im Niveau von konkreten bis abstrakten Aufgaben unterteilt ist, wird bei der Expression die Differenzierung durch die Geschwindigkeit bzw. Zeitgrenze erreicht. Der Verzicht auf eine Unterteilung nach Aphasieformen ist sicherlich gerechtfertigt, da jede Aphasieform mehr durch das Ausmaß der allgemeinen Beeinträchtigung in den angesprochenen Bereichen bestimmt wird als durch die differentiellen Merkmale.

Die verbliebene Fähigkeit zum Lesen und Schreiben wird zwar erfasst, aber die noch kürzere Version des Tests kommt mit den Werten der oralen Sprache aus. Lesen und Schreiben sind für die intellektuelle Alltagsbewältigung der aphasischen Person sicherlich bedeutsam – der syndromhafte, theoretische und rehabilitative Zusammenhang von oraler zu literaler Sprachfähigkeit ist aber unbestimmt und nach praktischer Erfahrung hat die orale Rehabilitation einen besseren Transfer auf Lesen und Schreiben als umgekehrt.

Der Test stellt eine erfreuliche Neuentwicklung dar, die Investition in die Normierung ist beachtlich, begründete Itemanalysen und die korrelativen Untersuchungen zu dem Gesamtwert des AAT sprechen für die Qualität des Tests. Damit ist ein begrüßenswertes empirisches Forschungsprodukt aus dem Bereich der Logopädie entstanden und eine besondere Lücke im bisherigen Testbestand für den Bereich der Aphasie ist geschlossen – Gratulation an den Autor.

Prof. Dr. W. R. Bindel
Lehrstuhl für Sprachbehinderten-
pädagogik der Universität Hannover

Inhaltsverzeichnis

Danksagung

Da es nahezu unmöglich ist eine solche Arbeit alleine zu vollenden, möchte ich mich bei allen bedanken, die mir halfen die große Anzahl von Tests, die für die Statistik erforderlich waren, durchzuführen und mir mit ihrem Rat jederzeit behilflich waren.

Dies gilt insbesondere für Ingo Kroker, Roland Linkenheld, Bianka Meigel, Britta Meyer, Ute Rottensteiner, Monika Schopnie und Karin Ternig.

Ein weiterer Dank richtet sich an die Firma Corel für die Druckgenehmigung der Bilder „Berglandschaft“ und „Geometrische Figuren“, an Dr. Jürgen Steiner für die zahlreichen Tips und Anregungen und an alle beteiligten Kliniken für die Bereitstellung des Patientengutes.

Dies waren im Einzelen:

- Franziskus Hospital, Lohne
- Städtische Kliniken Offenbach
- Städtisches Krankenhaus München - Bogenhausen
- Klinikum der Universitätsstadt Kaiserslautern
- Westpfalzklinikum Kusel
- Saarbrücker Winterbergkliniken
- Kreiskrankenhaus Halberg, Saarbrücken

Der Einfachheit bzw. der besseren Lesbarkeit halber sind in diesem Werk alle Personenbezeichnungen in der männlichen Genusmarkierung verwendet worden. Die weibliche Bezeichnung ist hierbei immer mit eingeschlossen.

Bestandteile des Tests

1. Durchführungsbogen
   (Berglandschaft mit sechs Lesestreifen und geometrische Figuren (Rückseite))

2. Prozentrangmappe

3. Manual

4. Protokollbögen

Zur Durchführung werden zusätzlich folgende Materialien benötigt:

- ein Stift
- eine Stoppuhr oder
  Uhr mit Sekundenzeiger

1. Zum Entstehungshintergrund des AST

1.1 Diagnostische Fragestellung in der Akutphase bei Aphasie

Jährlich erleiden mindestens 30.000 Menschen in der Bundesrepublik Deutschland eine Schädigung der linken Himhälfte, die eine Aphasie zur Folge hat (vgl. Lutz (16)). Die meisten davon werden in Akutkliniken behandelt. Immer häufiger wird hier unter anderem Sprachtherapie angeboten.

Standardisierte Testverfahren werden nur selten eingesetzt, da diese meist zu lange andauern, für die Akutphase nicht validiert wurden (z.B. AAT vgl. Huber u. Mitarb. (7)), zu unpraktisch bzw. zu unökonomisch sind (z.B. AABT vgl. Biniek (1)) oder nur Teilaspekte der Sprache messen (z.B. Token-Test vgl. Orgass (18)).

Es galt also ein Testverfahren zu finden, das möglichst alle sprachlichen Modalitäten misst, möglichst kurz ist, wenig Material erfordert und am Krankenbett problemlos durchzuführen ist. Ebenso sollte der großen Bandbreite von Schweregraden bei akuten Aphasien Rechnung getragen werden.

1.2 Lücken bereits bestehender Verfahren

Das einzige für den deutschen Sprachraum für die Akutphase standardisierte Verfahren ist der Aachener Aphasie-Bedside-Test (AABT) (vgl. Biniek (1)).

Dieser setzt sich aus folgenden Untertests zusammen:

1. Globales Kommunikationsverhalten bei Begrüßung und Verabschiedung
Die Beobachtungen in diesem Untertest sollen ein erstes grobes Bild über das sprachliche und nichtsprachliche Kommunikationsverhalten des Probanden geben.

2. Spontansprache
30 vom Probanden geäußerte Phrasen müssen transkripiert werden. Im Anschluß wird jedes Wort als „Inhaltswort", „Funktionswort", „Interjektion", „dysarthrisch nicht auswertbares Wort" oder „neologistische Silbe" klassifiziert. Das Ergebnis besteht in dem Verhältnis der Summe der Klassen der einzelnen Wörter.

3. Aufforderung zu Blick - und Kopfbewegungen (Bliko)
Wie in allen weiteren Untertests (außer Benennen) wird auch hier die Stimulierbarkeit über die vier folgenden Stimulierungsstufen gemessen:
1. verbale Aufforderung
2. wiederholte verbale Aufforderung
3. Vormachen der Bewegung durch den Untersucher
4. Wiederholtes Vormachen der Bewegung durch den Untersucher mit zusätzlicher taktiler oder situativer Stimulation (vgl. Biniek (1))

Die gewünschte Reaktion „Blick- und Kopfbewegungen" wurde gewählt, da „deren motorische Ausführung nur bei generellen Antriebsstörungen und schwerster Apraxie gestört ist" (vgl. Biniek (1))

4. Aufforderung zu Mundbewegungen
Dieser Testteil soll Aufschluß über eine evtl. vorhandene buccofaciale Apraxie geben.

5. Artikulationsschnelligkeit und Phonationsdauer
In diesem Testteil werden die „sprechmotorischen Voraussetzungen der expressiven Sprache" (vgl. Biniek (1)) überprüft.

6. Singen, Reihen - und Floskelsprechen
Überprüft wird hier die Stimulierbarkeit von melodischen Mustern, gängigen Reihen und Redefloskeln. Dies kann bei schweren akuten Aphasien ein sinnvoller Therapiebeginn sein.

7. Identifizieren von Objekten
Hier wird Sprachverständnis im semantischen Feld Geschirr und Besteck, Verstehen von Verben (zeigen / nehmen) sowie Bewegungsplanung überprüft.

8. Benennen von Objekten
In diesem Testteil werden dem Probanden zehn Bilder, auf denen alltägliche Gegenstände zu sehen sind, vorgelegt. Gemessen wird hier die Stimulierbarkeit der Benennleistung.
Die Stimulierungsstufen dieses Untertests enthalten gestische, semantische sowie Anlauthilfen.

Fazit zum AABT:
Das eigentlich Neue an diesem Test ist, dass nicht eine Leistung direkt überprüft wird, sondern die Stimulierbarkeit einer Leistung. Dies entstand aus der Annahme, dass akute Aphasien sehr viel schwerer sind als chronische.

Der Test misst auch häufige Begleitstörungen wie Apraxien und Dysarthrophonien (vgl. Untertest Phonationsdauer).

Ein weiterer Vorteil dieses Testes ist seine Genauigkeit; so werden die Untertests 3, 4, 6, 7 und 8 auf einer Skala von 50 Punkten bewertet.

All diese Vorteile machen den AABT zu einem wichtigen Instrument zur wissenschaftlichen Forschung, für die man auch kleinste Veränderungen objektiv dokumentieren möchte.

Die Nachteile des Testes zeigen sich allerdings im alltäglichen Gebrauch:

- Die Durchführungsdauer von 15 - 40 Minuten ist für schwer betroffene Patienten, für die dieser Test schließlich konstruiert wurde, zu lange.
- Für Patienten mit leichten amnestischen Aphasien sind die Items zu einfach.
- Auf eine Überprüfung der Schriftsprache wird verzichtet, die jedoch ein wichtiger Faktor in der Aphasietherapie sein kann.
- Der Hauptnachteil jedoch ist das geforderte Transkript: Ein geübter Untersucher benötigt hierfür über eine Stunde. Wenn man Durchführungsdauer und Auswertungszeit hinzuzählt, beansprucht die Durchführung und Auswertung des AABT über zwei Stunden.
- Im Übrigen liegt bis heute (Dez 99)noch keine endgültige Version des AABT vor: Die Gütekriterien des Testes wurden bis heute nicht ausreichend untersucht.

Als Alternative zum AABT existieren im deutschen Sprachraum einige unveröffentlichte übersetzte Versionen des englischen „Frenchay Aphasia Screening Test" (FAST) (vgl. Enderby und Mitarb. (5)). Da hier jedoch der Wortlaut der Items durch die Übersetzung ins Deutsche abgeändert wurde, ist die englische Normierung nicht mehr aussagekräftig. Einen unvollendeten Versuch Normwerte für den FAST im deutschen Sprachraum aufzustellen findet sich z.B. bei Dahlmanns und Mitarb. (4). Da es, wie bereits eingangs erwähnt, mehrere (unveröffentlichte) Übersetzungen existieren, beschränkt sich der Autor hier nur auf die Beschreibung des Original-Tests. Dieser wurde nicht ausschließlich für die Akutphase entwickelt, sondern soll als Screening für Ärzte und Forscher dienen, um Aphasien möglichst schnell und sicher diagnostizieren zu können.

Der Test setzt sich aus folgenden Untertests zusammen:

1. Verstehen
Dem Probanden wird erst das Bild „Flussszene", dann „geometrische Figuren" vorgelegt. Der Untersucher nennt nun einige festgelegte Objekte, die der Patient zeigen soll. Die Maximalpunktzahl zu diesem Untertest beträgt 10.

2. Ausdruck
Der Proband soll äußern, was auf dem Bild „Flussszene“ zu sehen ist. Die Reaktion wird mit Hilfe einer Ordinalskala mit 0-5 Punkten bewertet.
Danach wird er aufgefordert möglichst viele Tiere zu benennen. Auch diese Reaktion wird mit maximal 5 Punkten bewertet.

3. Lesen
Der Proband erhält 5 Lesestreifen, die auszuführende Anweisungen zum Bild „Flussszene“ enthalten.
Für jede richtige Reaktion wird ein Punkt vergeben (Maximalpunktzahl: 5).

4. Schreiben
Der Proband soll sich schriftlich zum Bild „Flussszene“ äußern. Die Schriftprobe wird auf einer Ordinalskala von 0 - 5 Punkten bewertet.

Anhand der Summe der Punkte der einzelnen Untertests kann eine Aphasie diagnostiziert werden. Bei Bedarf kann der Test auch um die Untertests Lesen und Schreiben verkürzt werden.

Fazit zur Originalversion des FAST:
Die Vorteile des FAST liegen in seiner schnellen und einfachen Durchführbarkeit. Ferner werden alle Modalitäten (Verstehen, Sprechen, Lesen und Schreiben) überprüft, was hilfreich sein kann, um einen entsprechenden Therapieansatz zu finden.

Für den AABT spricht, dass er wesentlich genauer misst und somit auch kleine Veränderungen dokumentiert werden können. In der Akutphase jedoch kommt es meist zu Veränderungen, die auch problemlos mit dem FAST festgehalten werden können.
Ein zusätzlicher Nachteil des FAST besteht darin, dass die Itemschwierigkeit für die meisten akuten Aphasiker zu hoch gewählt ist.

Des weiteren existieren im deutschen Sprachraum noch einige Testverfahren, die nicht für eine spezielle Therapiephase validiert wurden, also auch in der Akutphase angewendet werden können.
Hierzu zählt auch die „Kurze Aphasieprüfung“ (KAP) (vgl. Lang und Mitarb (15)). Diese besteht aus elf Untertests und erinnert in ihrem Aufbau stark an den Aachener Aphasietest. Die KAP ermöglicht neben der Diagnose „Aphasie“ eine Klassifikationsmöglichkeit in die Aphasiesyndrome der Aachener Schule (vgl. Huber und Mitarb. (7)).

Die KAP beinhaltet folgende Untertests:
1. Vier Objekte behalten
Der Proband soll sich vier Gegenstände merken

2. Spontansprache
In einem halbstandardisierten Interview zu verschiedenen alltäglichen Themen werden spontansprachliche Äußerungen des Probanden auf verschiedenen linguistischen Ebenen beurteilt.

3. Token-Test
Der Token-Test wurde auf zehn Items verkürzt. Diese entsprechen dem Aufbau der Testteile 1-4 des Token-Tests von Orgass (18).

4. Nachsprechen
Der Subtest beinhaltet das Nachsprechen von Phonemen, Wörtern und Sätzen (insgesamt 10 Items)

5. Reihensprechen
Der Proband wird aufgefordert zu zählen und die Wochentage aufzusagen

6. Abschreiben
Hier sollen schriftlich vorgegebene Buchstaben, Zahlen und Zeichen abgeschrieben werden.

7. Diktatschreiben
Der Proband wird aufgefordert insgesamt zehn Buchstaben, Wörter und Sätze nach Diktat zu schreiben.

8. Lautlesen
Dieser Subtest beinhaltet insgesamt zehn Grapheme, Wörter und Sätze, die laut vorgelesen werden sollen.

9. Sprachverständnis
Der Proband wird zum Zeigen verschiedener Gegenstände im Raum und zu Zungen- und Mundbewegungen aufgefordert.

10. Benennen
Dieser Subtest beinhaltet das Benennen verschiedener Gegenstände im Raum, die teilweise vorher vom Untersucher platziert werden müssen.

1 1. Lesesinnverständnis
Dem Probanden werden zehn Aufträge in Satzform schriftlich angeboten, die er ausführen soll.

Die Gütekriterien der KAP wurden mit großem Aufwand und Sorgfalt untersucht. Zur Durchführung dieses Tests benötigt man wesentlich weniger Erfahrung als z.B. für den AAT oder AABT, da alle Untertests nur aus Items mit zwei geordneten Antwortkategorien bestehen. Interessant könnte dieser Test für Longitudinalstudien werden, wenn man sprachliche Fähigkeiten aus der Akutphase der Aphasie mit späteren Ergebnissen aus dem chronischen Stadium vergleichen möchte. Des weiteren positiv hervorzuheben ist, dass die Schriftsprache in die Testung miteinbezogen wird.

Schon an der Länge der KAP kann man erkennen, dass dieser Test nicht ausschließlich für die Akutphase sondern hauptsächlich für chronische Aphasien entwickelt wurde und hier auch sicherlich sinnvoll eingesetzt werden kann.

Die Durchführungsdauer beträgt nach Angaben der Autoren ca. 30 min. Wenn man bedenkt, dass in einigen Fällen noch eine zusätzliche orientierende Diagnostik (vgl. Kroker (12); Steiner(25)) notwendig sein wird (z.B. Prüfung auf Akalkulie oder Störungen der Textlinguistik) ist dies ein erheblicher Aufwand und für manchen Akutpatienten zu belastend. Auch die Klassifikation in Standard- und Sonderformen ist eher chronischen Aphasien zuzuordnen und wird in der Akutphase von vielen Autoren eher kritisiert (vgl. Biniek(1); Wallesch (28)). Des weiteren wird auf dem Auswertungsbogen der KAP der Schweregrad nur als T-Wert angegeben, mit dem der „statistische Laie" nur wenig anfangen kann. Da in der Akutphase verschiedene Disziplinen die Ergebnisse einer Testung interpretieren können müssen (vgl. Kroker (12)), hält der Autor die Angabe von allgemein verständlicheren Prozenträngen für angebrachter.

Auch der Token-Test (TT) von Orgass (1982) kann sowohl in der chronischen als auch in der Akutphase eingesetzt werden. Er besitzt in Deutschland eine recht hohe Verbreitung durch seine Verwendung im AAT. Was der Token-Test genau misst ist bis heute etwas umstritten. Ursprünglich wurde er als Sprachverständnistest entwikkelt, heute geht man davon aus, dass das Ergebnis des TT in erheblichem Maße von der Gedächtnisleistung beeinflusst wird (vgl. z.B. Peuser (19)).

Im AAT dient der TT der Angabe des allgemeinen Schweregrades der Aphasie. Isoliert eingesetzt kann der TT mit hoher Genauigkeit Aphasiker von Nichtaphasikern trennen. Des weiteren kann ein Schweregrad angegeben werden. Er besteht aus fünf Untertests mit jeweils zehn Items. Es müssen farbige Plättchen auf verbale Aufforderung des Untersuchers gezeigt werden. Eine Hierarchie der Komplexität wird in den Testteilen 1-4 durch Steigerung der Auswahlmenge bzw. Länge der Aufforderung und im Teil 5 durch syntaktische Schwierigkeiten und Präpositionen erreicht.

Als weiterer reiner Sprachverständnistest ist der Drei Figurentest (DFT) von Peuser anzusehen. Der Unterschied zu TT besteht darin, dass der DFT seine Komplexität eher durch linguistische Faktoren steigert (z.B. Verwendung von Passivkonstruktionen) als durch Anforderungen an das Gedächtnis. Außerdem wurden die linguistischen Variablen geordneter eingesetzt, so dass man aus dem Ergebnis erkennen kann, ob ein Patient im Bereich Sprachverständnis eher syntaktische oder lexikalische Defizite hat.

Der DFT ermöglicht ferner neben der Trennung zwischen Aphasikern und Nichtaphasikern eine Klassifikationsmöglichkeit in globale, motorische, sensorische und amnestische Aphasie. Ein wichtiger Kritikpunkt am DFT ist sicherlich, dass die Gütekriterien nie ausreichend untersucht wurden. So enthielt die Eichstichprobe von Versuchsgruppe und Kontrollgruppe jeweils nur 50 Personen.

Der Autor hält es heutzutage für durchaus fraglich, ob reine Sprachverständnistests in der Akutphase von Aphasien noch ihre Berechtigung haben. So ist die Durchführung dieser Tests meist für Patienten recht belastend. Für die Diagnosestellung „Aphasie" und Schweregradbestimmung erscheint der AST praktikabler, da auch Agraphien ausgeschlossen werden können. Für Longitudinalstudien erscheint die KAP praktikabler, da sie genauer misst, zumeist weniger belastend ist und nicht nur Sprachverständnis misst.

Wenn man nur die Information benötigt, ob eine Aphasie vorliegt oder nicht so ist die Schriftprobe von Wiegand u. Mitarb. (29) wohl am praktikabelsten. Hierbei wird der Proband gebeten drei Sätze frei und ohne Hilfestellung und Zeitdruck zu formulieren, diese aufzuschreiben u. ggf zu korrigieren. Ist die Schriftprobe auf allen linguistischen Ebenen fehlerfrei kann man davon ausgehen, dass keine Aphasie vorliegt. Die Gütekriterien dieser kurzen Testung wurden leider nur unzureichend untersucht (52 Probanden). Die kleine Stichprobe bewies aber in manchen Bereichen eine höhere Auslesefähigkeit als der AAT und somit eine deutlich bessere als der isolierte TT. Jedoch kann dies wegen des zu geringen Umfangs der Stichprobe nur als vorläufiges Ergebnis und nicht als wissenschaftliche Aussage gewertet werden.

1.3 Adaption an den deutschen Sprachraum

Der AST wurde nach dem Vorbild des englischen FAST entwickelt. Die für die englische Sprache ermittelten Gütekriterien sind für die deutsche Übersetzung nicht gültig.

Auch die Flussszene kann nicht ohne weiteres auf deutsche Verhältnisse übertragen werden. Flüsse und deren Umgebung gehören in England, im Gegensatz zu vielen deutschen Gebieten, zum Alltag. Im Gespräch mit mehreren (deutschen) Nichtaphasikern aus unterschiedlichen Bildungsschichten stellte der Autor fest, dass viele Deutsche z.B. nicht den Unterschied zwischen einem Ruder- und Paddelboot (bzw. Kanu) kennen. Somit entstand die Szene „Berglandschaft" sowie weitere vier Alternativbilder der Pre-Test-Phase. Dies und noch ein paar andere Abänderungen wie z.B. Wahl des Hochformats (um evtl. Einflüsse einer Hemianopsie zu minimieren) oder die Einführung von Übungsbeispielen, führten zur Entwicklung des AST, wobei jedoch das Grundkonzept des FAST erhalten blieb. Auch was das Schreiben betrifft, wurden hier einige Modifizierungen vorgenommen (vgl. Subtest 6 „Schreiben").

Die Bilder „Berglandschaft" und „Geometrische Figuren" wurden im Computerprogramm „Corel Draw!" erstellt. Neben eigenen Zeichnungen wurden folgende Motive („Cliparts") aus den Programmen „Corel Draw!" (2) und „Corel GALLERY Magic 200000"(3) verwendet:

- Animals / Pets / Andm 0086
- Buildings / Residential / Castle 1
- Flowers / obpml 0124
- Symbols / Shapes / Shp 20050
- Weather / Cloud
- Travel / 1649
- Transportation / Buses / Buss
- Plants / Bush 3
- Trees / Tree 13
- Trees / 02 etrx 06
- Trees / 02 etrx 10
- Transportation / Motorbikes / Mcyd 004
- Symbols / Furniture / 02 futb 01
- Sports / Cycling / Bikerace
- Transportation / Miscellanous / Tractor 4
- Man / Misc / walk 224
- People / Black & White / 0064
- Aircraft / Helicopter / 300 deffr

1.4 Voruntersuchungen für den AST

Das Bild Berglandschaft wurde nach Abschluß der Pre-Test-Phase in einer Diskussion mit mehreren Sprachtherapeuten als geeignetstes von insgesamt fünf alternativen Motiven ausgewählt.

Der Test wurde zunächst als orientierende Diagnostik eingesetzt. Dabei wurden die hier angegebenen Items (von den Untertests „Verstehen 1 + 2" und „Lesen") aufgrund ihrer Schwierigkeit und Trennschärfe aus einer größeren Menge Items ausgewählt.

Das Design zur Erhebung der Gütekriterien wurde weitestgehend vom FAST übenommen.

Der „Protokollbogen" entstand aus einem von Ingo Kroker entwickelten Anamnesebogen für die Akutphase, der sich seit Jahren an der Saarbrücker Winterbergklinik bewährt hat.

Das Feld „Weitere Diagnostik in folgenden Bereichen erforderlich" wurde aus dem Artikel von Neubart/Palm/Steiner (17) ergänzt.

2. Ziele des AST

2.1 Fragestellung des AST

Bei leichten und mittelschweren Aphasien bietet sich der AST an. In diesen Bereichen wird die aphasische Störung durch den AABT nicht mehr ausreichend erfasst.

Aber auch bei den meisten schweren Aphasien können noch sprachliche Restleistungen durch den AST gemessen werden: Nur bei 8 % der akuten Schlaganfallpatienten, die die Kriterien unter Kapitel 2.2 erfüllen, konnte keine Restleistung gemessen werden.

Der AST erfasst die vier sprachlichen Modalitäten (Sprechen, Verstehen, Lesen, Schreiben), die bei Patienten, die an einer (akuten) Aphasie leiden, gestört sind. Anhand des Ergebnisses kann die Differentialdiagnose *„Aphasie" – „keine Aphasie"* gestellt werden. Durch Testverkürzung um die Untertests „Ausdruck 1 + 2" ist eine Abgrenzung einer eventuell vorhandenen *Dysarthrie* oder *Sprechapraxie* möglich.

Die Rohwerte des Gesamttests können in Prozentränge überführt werden. Somit ist die Angabe eines *Schweregrades* möglich.

Durch mehrere Testwiederholungen können *Krankheitsverläufe* dokumentiert werden.

Außerdem besteht die Möglichkeit die *Störungstendenzen „rezeptiv" und „expressiv"* zu erkennen.

2.2 Personengruppen

Der Test ist aussagekräftig für alle Personen, die folgende Kriterien erfüllen:

- Konzentrationsfähigkeit mindestens 15 min
- Muttersprache Deutsch
- Vollendung des 21. Lebensjahres
- Keine schwere Hemianopsie oder Neglect
- mindestens Hauptschulabschluß
- keine Verwirrtheitszustände oder Demenz

Die Prozentränge und T-Werte sind gültig für den 1. - 28. Tag nach dem Ereignis (Hirninfarkt, Blutung oder Entzündung).

2.3 Therapierelevanz

Das Ergebnis der einzelnen Subtests besteht in einem Punktwert, der den Schweregrad der Störung der einzelnen Modalitäten angibt und somit eine Hilfe bei der Therapieplanung sein kann. Durch die alleinige Angabe der Punktwerte werden die wichtigsten Fragen beantwortet, die bei einer Patientenübergabe gestellt werden wie z.B. :

- Werden einfache langsam gesprochene Aufforderungen verstanden?
- Werden komplexe Aufforderungen verstanden?
- Können Gegenstände adäquat benannt werden?
- Werden Sätze gesprochen ?
- Besteht Lesesinnverständnis für Wörter?
- Besteht Lesesinnverständnis für Sätze?
- Kann der eigene Name noch geschrieben werden?
- Kann mit maximaler Stimulierung noch ein weiteres kurzes Wort geschrieben werden?
- Können andere Worte ohne Hilfe geschrieben werden?
- Können Sätze selbständig geschrieben werden?

3. Gütekriterien des AST

3.1 Stichproben zur Eichung des AST

Die Versuchsgruppe

Die Versuchsgruppe bestand aus 193 Patienten aus vier Akutkrankenhäusern und einer Frühreha aus fünf Städten (Saarbrükken, Kaiserslautern, Lohne, Kusel, Offenbach). Alle diese Patienten wurden spätestens vier Wochen (1 - 28 Tage, Mittelwert 9,19 Tage) nach dem Ereignis dem AST unterzogen. Sie wurden alle mit bildgebenden Verfahren (Ausnahme Geriatrie Lohne) untersucht. Bei allen wurde aufgrund des Läsionsortes eine Aphasie vermutet; dies wurde durch Untersuchungen von erfahrenen Sprachtherapeuten (Linguisten, Logopäden, Sprachheilpädagogen) und Ärzten bestätigt. Der Test wurde durchgeführt, sobald der Patient offensichtlich in der Lage war, für mindestens 15 Minuten konzentriert mitzuarbeiten,

Das Alter der Versuchsgruppe umfaßte 35-92 Jahre (Median 71 Jahre, Mittelwert 68,97 Jahre)

Die Kontrollgruppe

Die Kontrollgruppe bestand aus 100 Personen aus den oben genannten Städten, die bereit waren sich dem Test zu unterziehen. Sie wurden alle von erfahrenen Sprachtherapeuten untersucht und als nichtaphasisch (92 Personen) oder restaphasisch (8 Personen) eingestuft. Unter den nichtaphasischen Probanden befanden sich 28 Personen mit reinen Dysarthrien. Bei weiteren 20 Personen (mit aphasischen Symptomen) war eine vollständige Remission eingetreten.

Das Alter der Kontrollgruppe umfaßte 21-90 Jahre (Median 69 Jahre Mittelwert 64,42 Jahre) Alle Untersuchungen innerhalb der Kliniken wurden so durchgeführt, dass dem Untersucher vor Testbeginn die Ausfälle des Patienten nicht bekannt waren.

Die Außenkriterien

Die Zuordnung der Probanden zur Kontroll- oder Versuchsgruppe entstand, wie bereits oben erwähnt, durch einen Konsens von Sprachtherapeuten und Ärzten. Es wurde versucht möglichst alle Probanden zu einer der beiden Gruppen zuzuordnen, da dies der Forderung nach zufälliger Auswahl der Probanden entspricht. In Zweifelsfällen, in denen kein sicheres Außenkriterium festzumachen war (es handelt sich hierbei um Probanden, die zwischen einer Restaphasie und einer amnestischen Aphasie einzuordnen sind), wurden linguistische Testverfahren (Token-Test (vgl. Orgass (18)), Drei-Figuren Test (vgl. Peuser (19)) oder die Schriftprobe nach Eckold (vgl. Pollow (22); Wiegand (29)) zu Hilfe genommen. Bei drei Probanden kam es auch nach diesen Testungen nicht zu einem eindeutigen Ergebnis. Aus diesem Grunde wurden diese von der Statistik ausgeschlossen.

Dies zeigt, dass die Grenze zwischen amnestischer Aphasie und Restaphasie fließend ist. Würde man Restaphasien der Versuchsgruppe zuordnen, so stünde man vor dem Problem eine Grenze zwischen Restaphasikern und sprachlich völlig gesunden Personen zu finden. Es gibt z.B. keine genauen Angaben darüber, wieviele Wortfindungsstörungen pro Minute oder pro Satz als normal einzustufen sind, da auch sprachlich gesunde Personen Wortfindungsstörungen haben können. Die meisten Tests (z.B. Aachener Aphasie Test (vgl. Huber u. Mitarb. (7)) ordnen Restaphasien der Kontrollgruppe zu, was jedoch nicht heißt, dass Restaphasien gerade in der Akutphase nicht therapiebedürftig wären. Grundsätzlich ist anzumerken, dass ein Testergebnis immer im klinischen Gesamtbild eines Patienten zu sehen ist.

Alle Probanden waren weder verwirrt noch dement und hatten mindestens Hauptschulabschluss. Personen, deren Muttersprache nicht Deutsch war, wurden in der Statistik nicht berücksichtigt.

3.2 Itemanalyse

Die hier angegebene Statistik soll die Frage beantworten, wieviel Prozent der Versuchs- bzw. Kontrollgruppe das Item X korrekt beantwortet haben.

Subtest: Verstehen 1

	Versuchsgruppe		**Kontrollgruppe**	
	Itemschwierigkeit μ	Itemvarianz s^2	Itemschwierigkeit μ	Itemvarianz s^2
Item 1	0,761	0,182	1	0
Item 2	0,674	0,221	0,99	0,010
Item 3	0,575	0,246	0,97	0,029
Item 4	0,632	0,234	0,98	0,02
Item 5	0,332	0,223	0,95	0,048

Tabelle 1

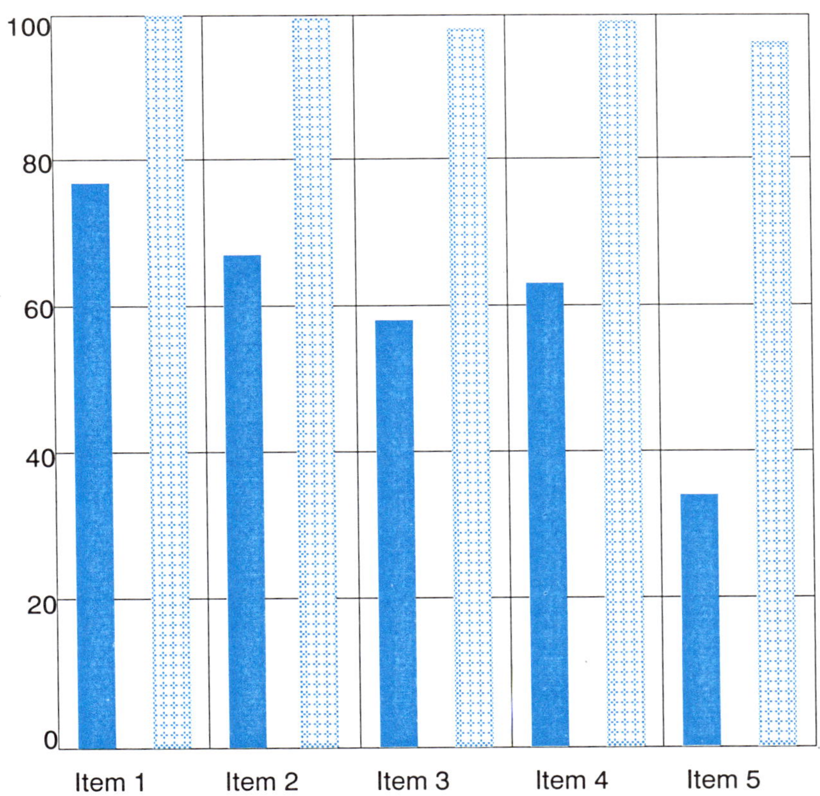

Itemschwierigkeit „Verstehen 1“

Angaben in Prozent

Relative Häufigkeit der Einsen

Versuchsgruppe

Kontrollgruppe

Subtest: Verstehen 2

	Versuchsgruppe		Kontrollgruppe	
	Itemschwierigkeit μ	Itemvarianz s^2	Itemschwierigkeit μ	Itemvarianz s^2
Item 1	0,596	0,242	1	0
Item 2	0,254	0,190	0,93	0,066
Item 3	0,145	0,125	0,83	0,143
Item 4	0,114	0,102	0,76	0,184
Item 5	0,161	0,136	0,82	0,149

Tabelle 2

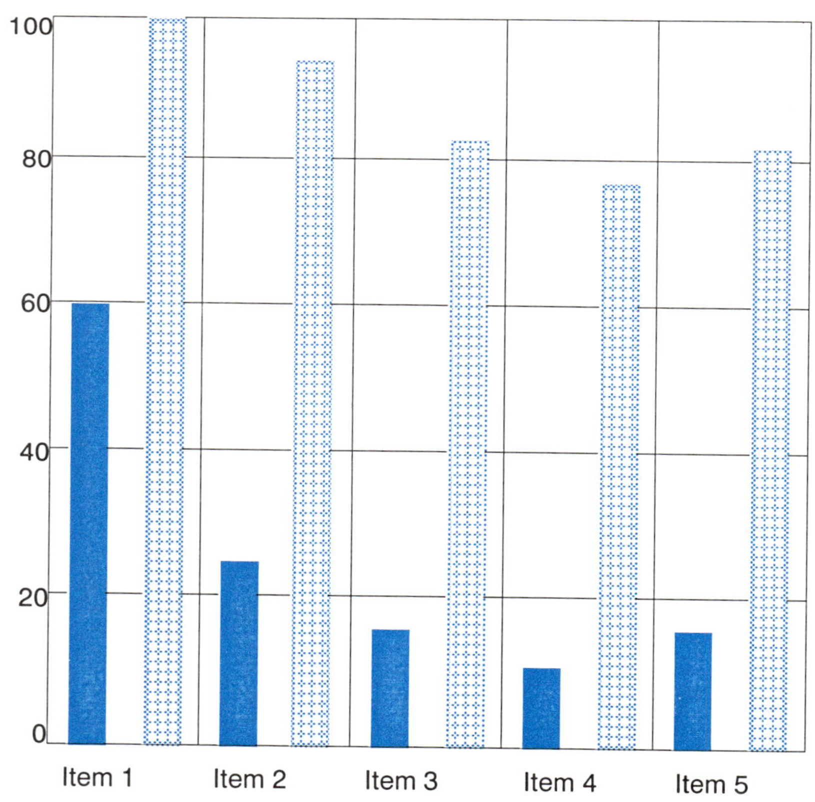

Itemschwierigkeit „Verstehen 2“

Angaben in Prozent

Relative Häufigkeit der Einsen

Versuchsgruppe

Kontrollgruppe

Subtest: Lesen

	Versuchsgruppe		Kontrollgruppe	
	Itemschwierigkeit μ	Itemvarianz s^2	Itemschwierigkeit μ	Itemvarianz s^2
Item 1	0,632	0,234	1	0
Item 2	0,487	0,251	1	0
Item 3	0,285	0,205	0,97	0,029
Item 4	0,217	0,171	0,91	0,082
Item 5	0,166	0,139	0,88	0,107

Tabelle 3

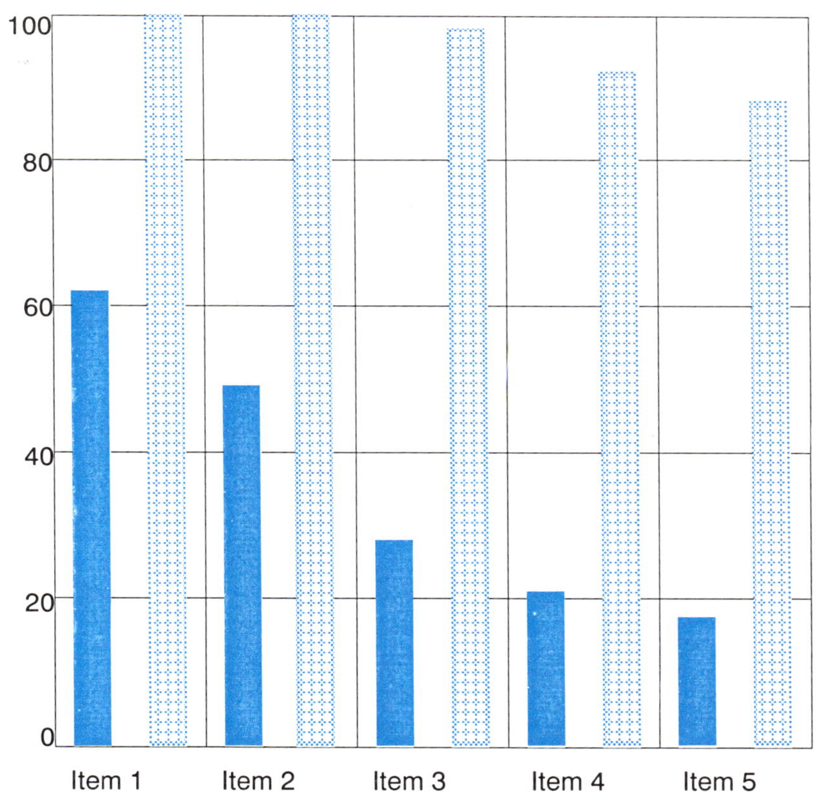

Itemschwierigkeit „Lesen“

Angaben in Prozent

Relative Häufigkeit der Einsen

Versuchsgruppe

Kontrollgruppe

Bei den folgenden Subtests (Ausdruck, Schreiben) handelt es sich um Items mit 6 bzw. 7 geordneten Kategorien. Um die Itemschwierigkeit zu bestimmen, wurde die Ergebnisse in Zählvariablen mit zwei geordneten Kategorien umgewandelt.

Die Itemschwierigkeit ist hier gleichbedeutend mit dem Trennwert der Subtests. Es sollte hierbei die Frage beantwortet werden: Wieviel Prozent der Probanden erreichten bei den entsprechenden Untertests mindestens X Punkte?

Subtest: Ausdruck 1

	Versuchsgruppe		**Kontrollgruppe**	
	Itemschwierigkeit μ	Itemvarianz s^2	Itemschwierigkeit μ	Itemvarianz s^2
Item 1	0,679	0,219	1	0
Item 2	0,554	0,248	1	0
Item 3	0,503	0,251	1	0
Item 4	0,425	0,246	1	0
Item 5	0,104	0,093	0,98	0,02

Tabelle 4

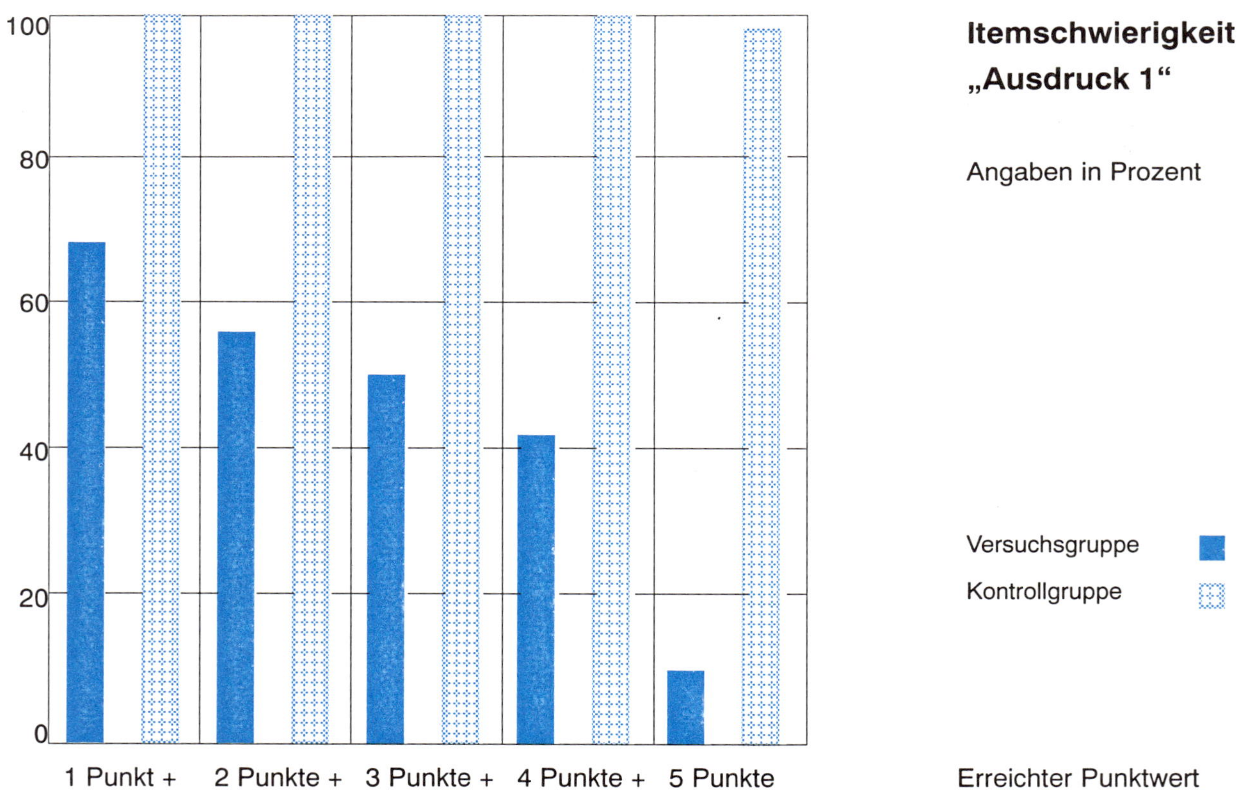

Subtest: Ausdruck 2

	Versuchsgruppe		Kontrollgruppe	
	Itemschwierigkeit μ	Itemvarianz s^2	Itemschwierigkeit μ	Itemvarianz s^2
Item 1	0,679	0,219	1	0
Item 2	0,570	0,246	1	0
Item 3	0,389	0,238	1	0
Item 4	0,181	0,149	1	0
Item 5	0,016	0,015	0,79	0,168

Tabelle 5

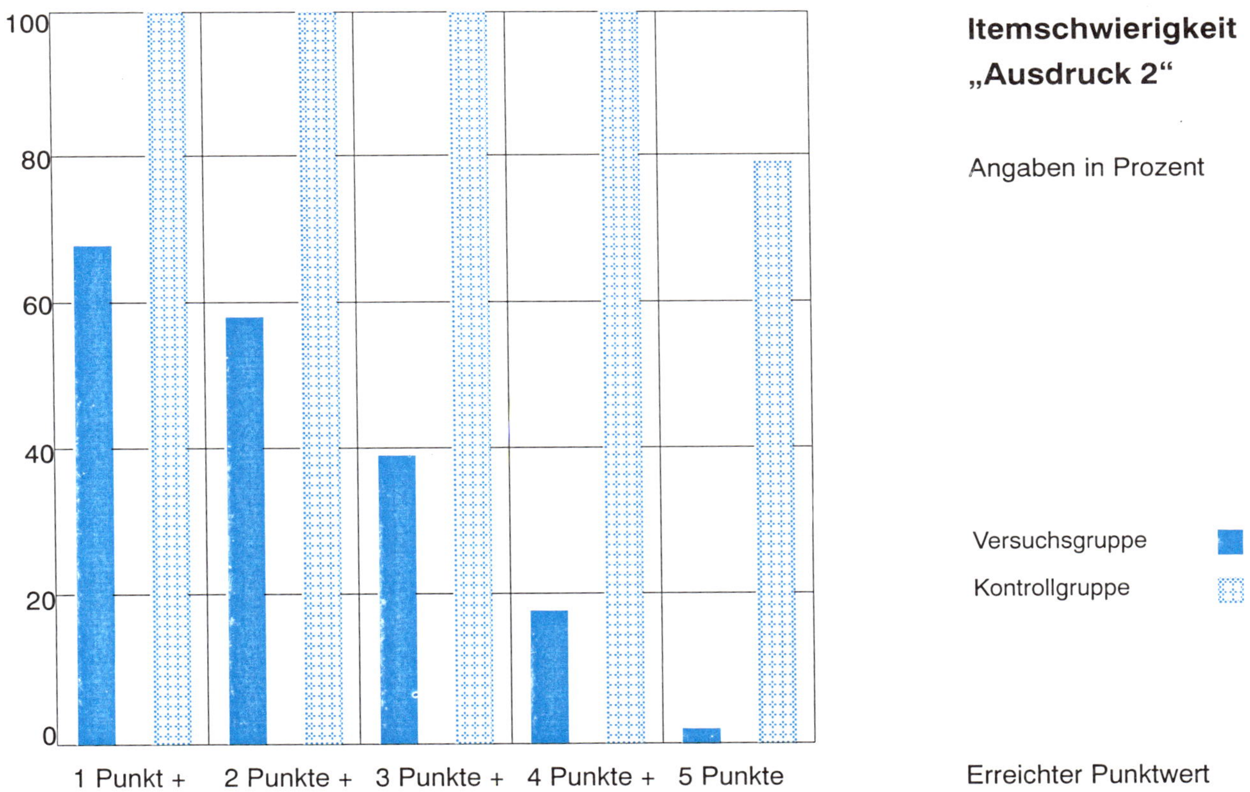

Itemschwierigkeit „Ausdruck 2“

Angaben in Prozent

Subtest: Schreiben

	Versuchsgruppe		Kontrollgruppe	
	Itemschwierigkeit μ	Itemvarianz s^2	Itemschwierigkeit μ	Itemvarianz s^2
Item 1	0,648	0,229	1	0
Item 2	0,497	0,251	1	0
Item 3	0,358	0,231	1	0
Item 4	0,264	0,195	1	0
Item 5	0,176	0,146	1	0
Item 6	0,021	0,021	0,92	0,074

Tabelle 6

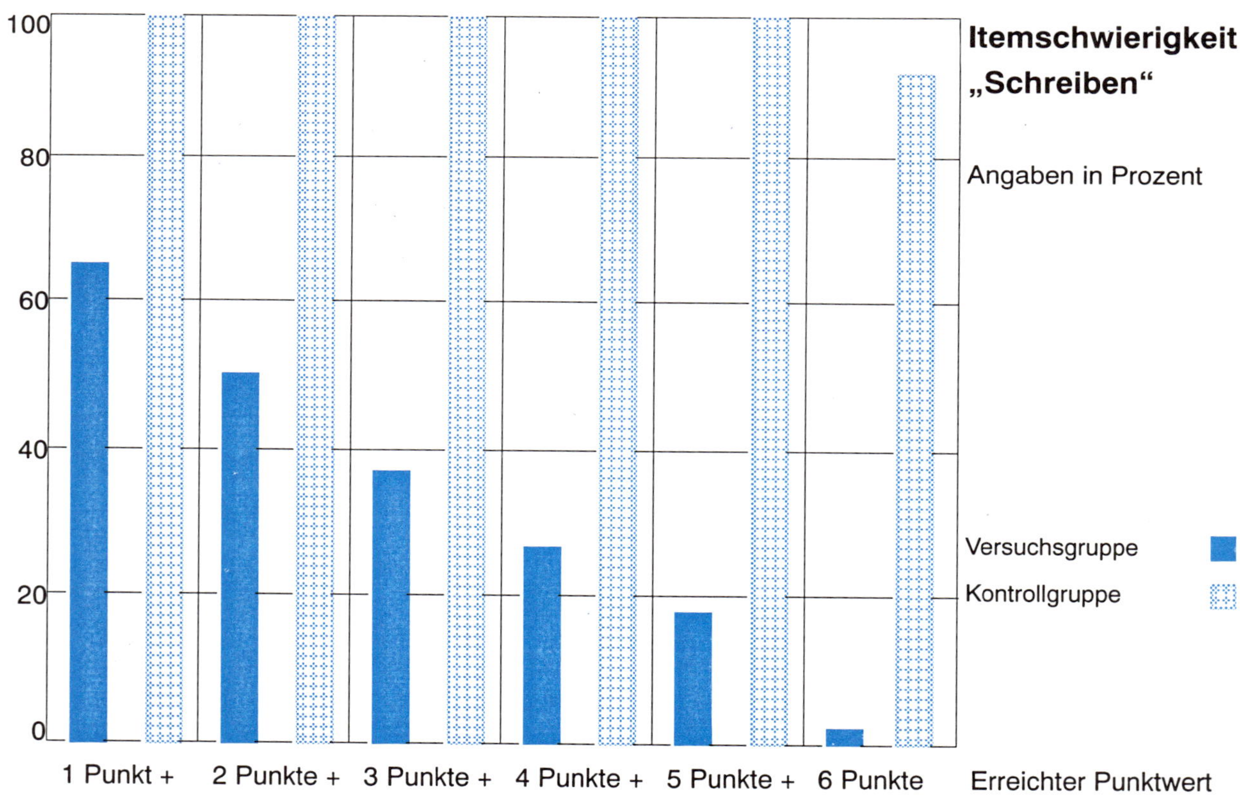

3. 3. Validität

3. 3.1 Validierung der Trennwerte

Die Trennwerte zu den Subtests „Schreiben" und „Ausdruck" sind der Itemanalyse zu entnehmen.

Die folgenden Diagramme zeigen, wieviel Prozent der Probanden den Punktwert X oder mehr in dem entsprechenden Subtest erreicht haben.

Subtest: Verstehen 1

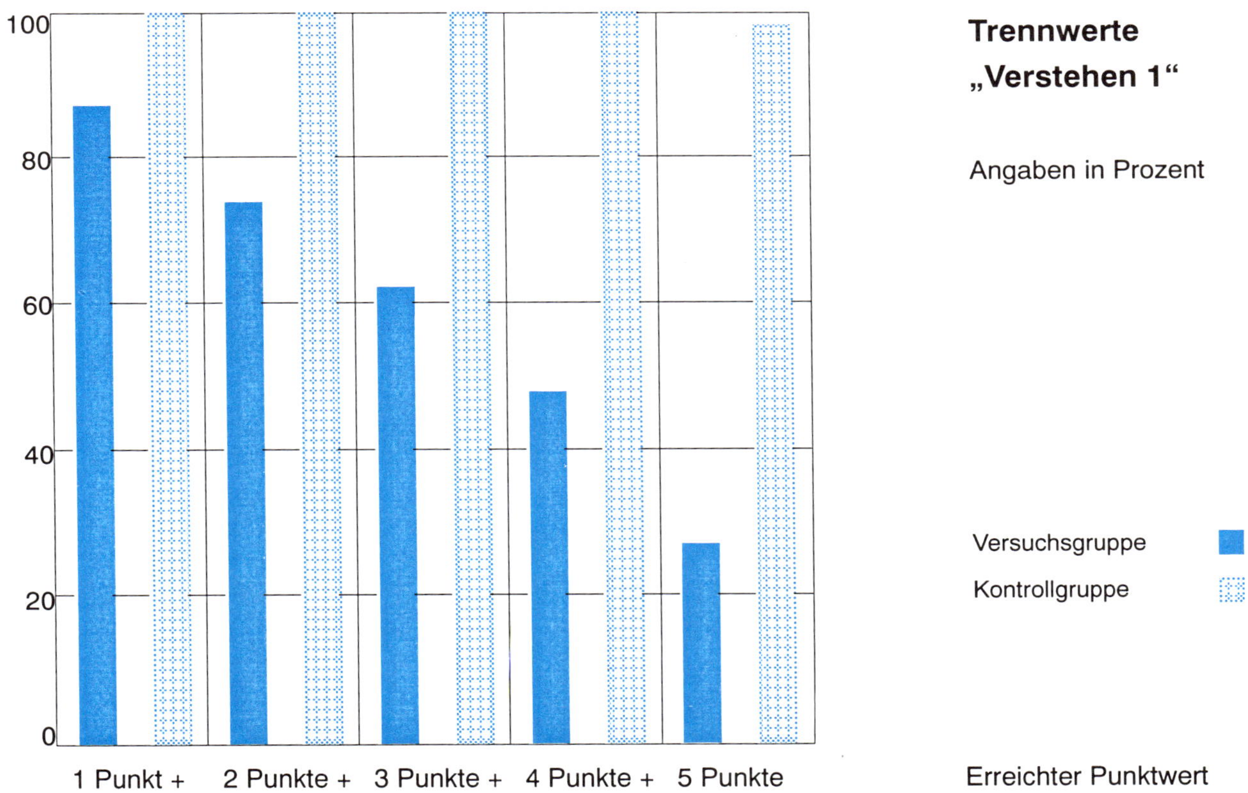

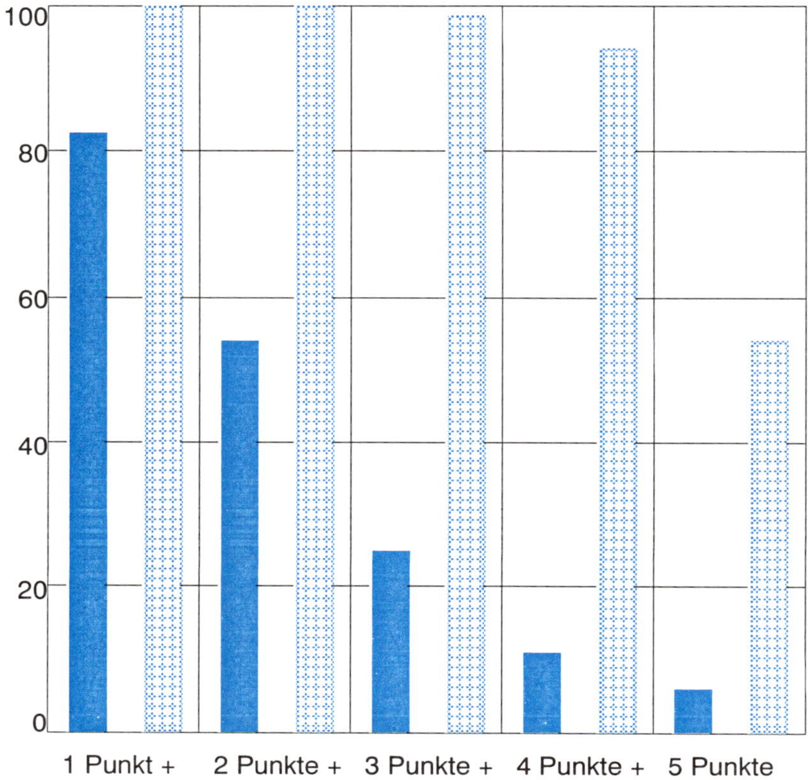

Trennwerte „Verstehen 2“

Angaben in Prozent

Versuchsgruppe

Kontrollgruppe

Erreichter Punktwert

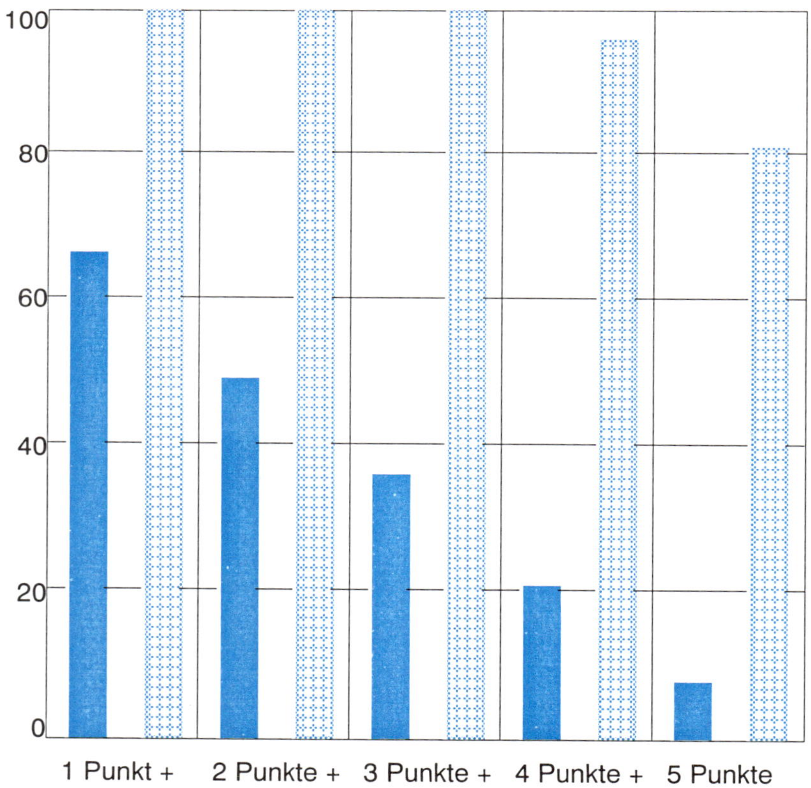

Trennwerte „Lesen“

Angaben in Prozent

Versuchsgruppe

Kontrollgruppe

Erreichter Punktwert

Da für die Testdurchführung nicht mehr als 15 Minuten benötigt werden, wird es in der Regel kein Problem sein den gesamten Test durchzuführen. So erreicht man das sicherste Ergebnis.

Da manche Patienten zusätzlich unter einer schweren Dysarthrie leiden und somit die Auswertung des Untertests „Ausdruck" sehr schwer fällt, kann dieser Untertest auch ausgelassen werden.

Da manche Schriftproben äußerst unleserlich und somit nur schlecht oder gar nicht auswertbar sind, kann der Test auch um den Subtest „Schreiben" verkürzt werden.

Trennwerte des Gesamttests

Der maximal erreichbare Punktwert beträgt 31 (Mittelwert: 12,61; Standardabweichung: 8,42). Mit über 80%-er Wahrscheinlichkeit kann das Vorliegen einer Aphasie unterhalb des alterskorrigierten Punktwertes 26 bestätigt und oberhalb des alterskorrigierten Punktwertes 27 verneint werden. Die alterskorrigierten Punktwerte 26-27 ergeben kein eindeutiges Ergebnis. Nach diesem Auswertungsschema konnten 94,88 % der Probanden korrekt reklassifiziert werden.

4,44 % wurden nicht klassifiziert. Dies betraf in der Versuchsgruppe Probanden mit sehr leichten amnestischen Aphasien. In der Kontrollgruppe wurden vier Probanden nicht klassifiziert, von denen zwei restaphasisch waren, einer an leichten Konzentrationsstörungen nach einem rechtshirnigen Insult ohne Aphasie litt und einer durch die Testsituation so sehr in Aufregung versetzt wurde, dass hierdurch wahrscheinlich das Testergebnis negativ beeinflußt wurde.

0,68 % der Probanden wurden falsch negativ klassifiziert. Es handelte sich hierbei um zwei Personen aus der Versuchsgruppe mit leichter amnestischer Aphasie und sehr hohem Schulbildungsniveau. Falsch positive Befunde kamen nicht vor.

Trennwerte des verkürzten Tests ohne „Ausdruck 1+2"

Der maximal erreichbare Punktwert beträgt 21 (Mittelwert: 8,51; Standardabweichung: 5,54) Mit über 80%-er Wahrscheinlichkeit kann das Vorliegen einer Aphasie unterhalb des alterskorrigierten Punktwertes 17 bestätigt und oberhalb des alterskorrigierten Punktwertes 18 verneint werden. Die alterskorrigierten Punktwerte 17 und 18 ergeben kein eindeutiges Ergebnis. Nach diesem Auswertungsschema konnten 90,78 % der Probanden korrekt reklassifiziert werden. 7,51 % wurden nicht klassifiziert und 1,71 % wurden falsch negativ klassifiziert.

Falsch positive Befunde kamen nicht vor.

Trennwerte des verkürzten Tests ohne „Schreiben"

Der maximal erreichbare Punktwert beträgt 25 (Mittelwert: 10,64; Standardabweichung: 6,96) Mit über 80%-er Wahrscheinlichkeit kann das Vorliegen einer Aphasie unterhalb des alterskorrigierten Punktwertes 21 bestätigt und oberhalb des alterskorrigierten Punktwertes 22 verneint werden. Die alterskorrigierten Punktwerte 21 und 22 ergeben kein eindeutiges Ergebnis. Nach diesem Auswertungsschema konnten 90,78 % der Probanden korrekt reklassifiziert werden. 8,87 % wurden nicht klassifiziert und 0,34 % wurden falsch negativ klassifiziert.

Falsch positive Befunde kamen nicht vor.

Eine Zusammenfassung der Trennwerte in tabellarischer Form findet sich in der Prozentrangmappe.

3.4. Validität hinsichtlich der Schwere

Um festzustellen, ob die einzelnen Subtests die Schwere einer Teilleistung erfassen (d.h. ob ein geringerer AST-Subtestwert eine stärkere Störung bedeutet), wurden die Ergebnisse der AST-Subtests mit den Punktwerten der entsprechenden AAT-Untertests verglichen.

Insgesamt wurden zu diesem Zwecke 22 Probanden in kurzen zeitlichen Abständen (< 1 Woche) einmal dem AST und einmal dem AAT unterzogen. Die Untersuchungen fanden in zwei stationären und zwei ambulanten Einrichtung in vier Städten (Saarbrücken, Kaiserslautern, Offenbach und München) statt.

Die Punktwerte der AST-Untertests „Verstehen 1" und „Lesen" wurden addiert, da im AAT-Untertest „Sprachverständnis" sowohl auditives als auch Lesesinnverständnis überprüft werden. Zwischen den einzelnen Untertests wurde der Kendall-Korrelationskoeffizient (vgl. Rinne (23)) ermittelt:

Der Korrelationskoeffizient zwischen „Verstehen 2" und „Token-Test" ergibt einen negativen Wert, da im Token-Test Fehler und im AST korrekte Reaktionen gezählt werden.

Die Untertests „Schreiben" und „Verstehen 2" erreichen nicht den geforderten Wert von 0,80. Die Korrelationskoeffizienten sind jedoch noch als annehmbar zu bezeichnen.

Die schlechteste Korrelation ergibt sich für die Untertests „Schreiben" und „Schriftsprache".

Hier muß hinzugefügt werden, dass im AAT andere Fähigkeiten als beim AST überprüft werden (z.B. Buchstaben legen, lautes Lesen). Die Korrelation zwischen den Untertests „Verstehen 2" und „Token-Test" läßt sich durch die stärkere Alterskorrektur im „Token-Test" erklären. Eine graphische Darstellung des Vergleiches finden Sie auf den folgenden Seiten.

AST-Subtest	AAT-Untertest	Kendall-Korrelationskoeffizient
Verstehen 1 + Lesen	Sprachverständnis	0,82
Schreiben	Schriftsprache	0,75
Ausdruck 1 + 2	Benennen	0,81
Verstehen 2	Token Test	-0,77

Tabelle 7

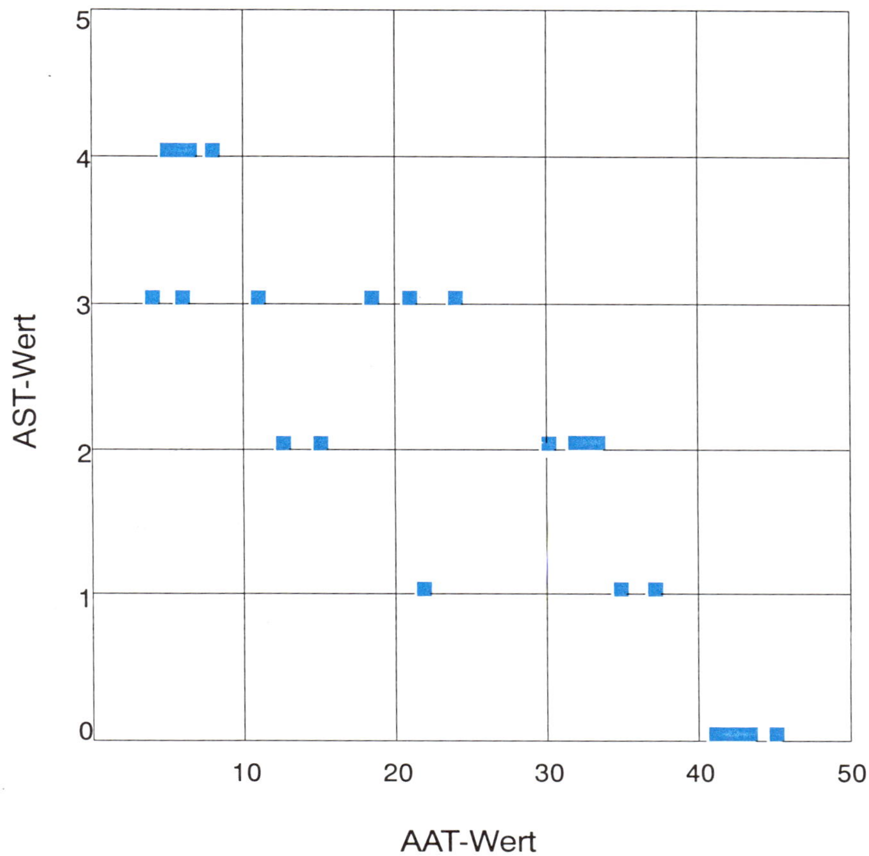

Token-Test / Verstehen 2 AST

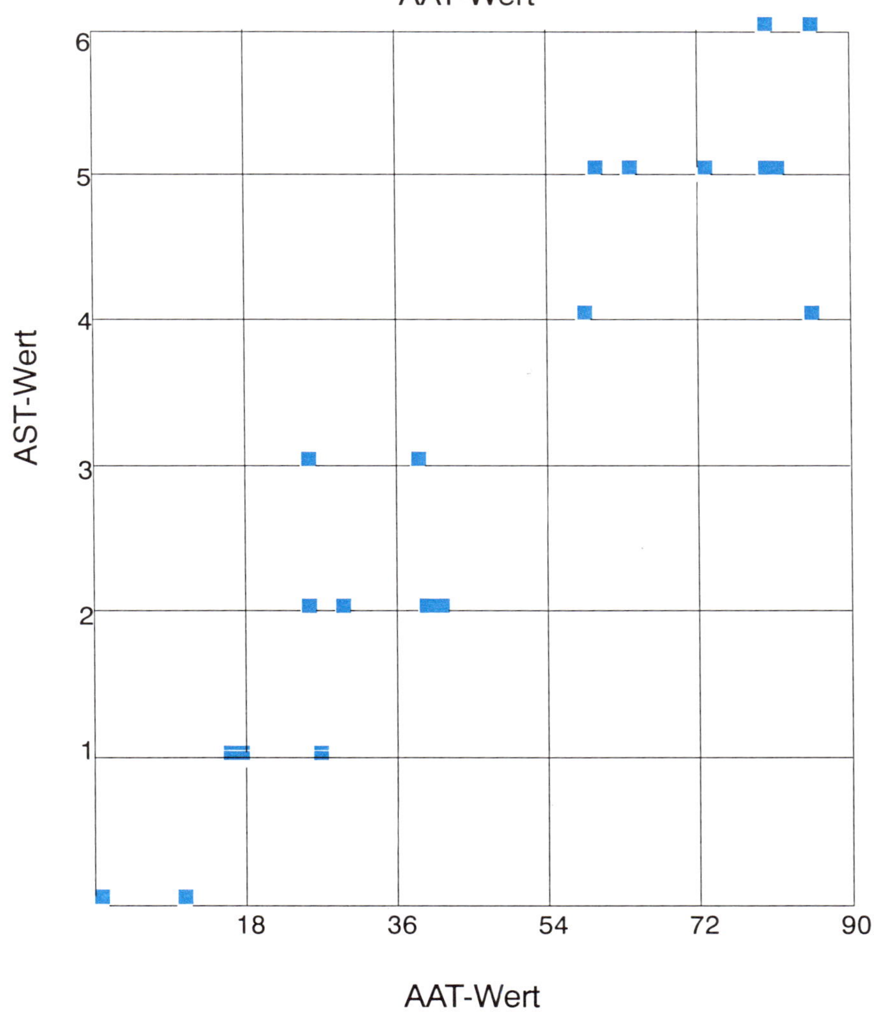

Schreiben (AST) / Schriftsprache (AAT)

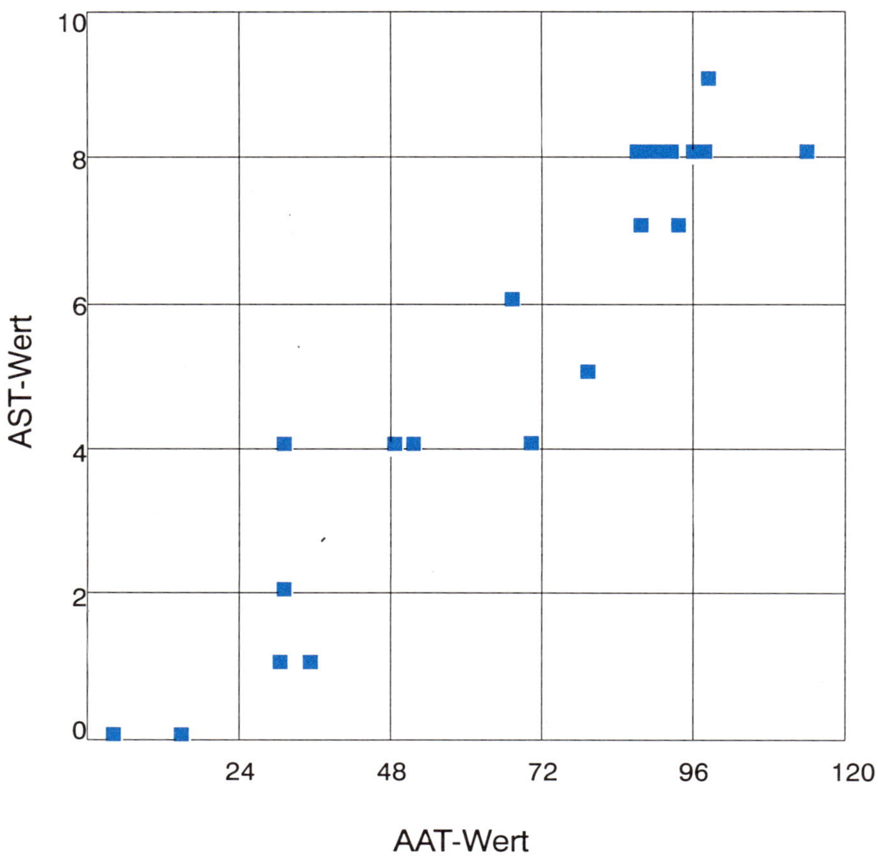

Benennen (AAT) / Ausdruck 1+ 2 (AST)

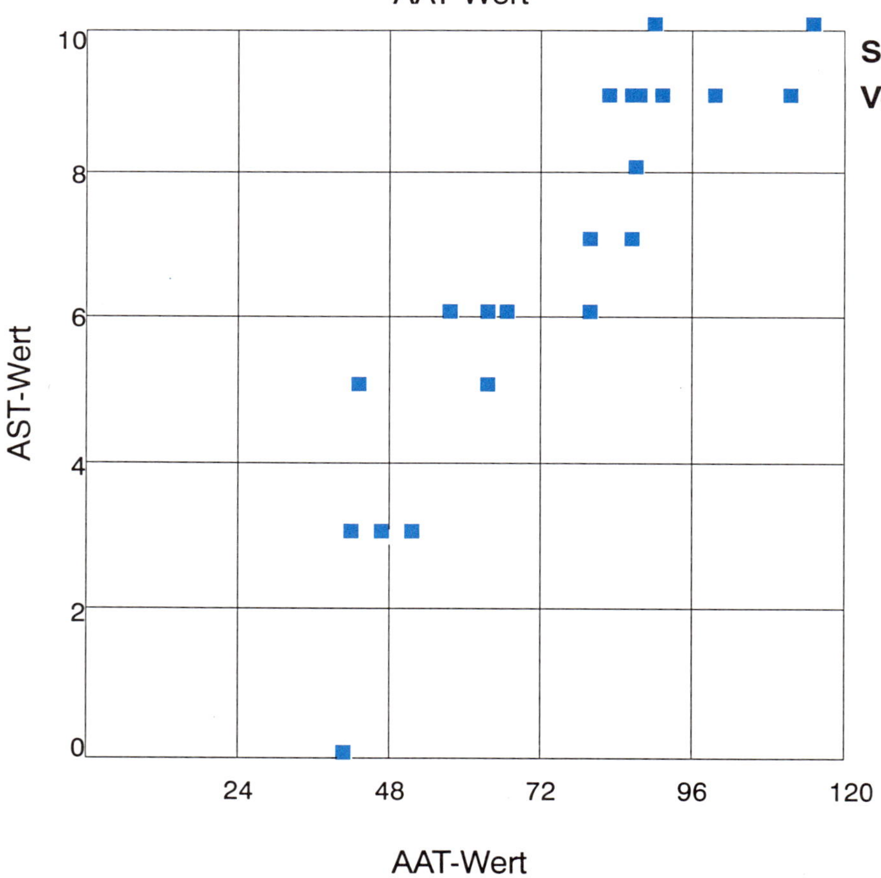

Sprachverständnis (AAT) / Verstehen 1+ Lesen (AST)

3.5. Objektivität

Zur Bestimmung der Beurteilerübereinstimmung wurden Videoaufnahmen von vier Testdürchführungen von zwölf Ratern (Studierende der Logopädie mit theoretischen Vorkenntnissen in der Aphasiologie, die in den Test eingewiesen wurden) beurteilt.

Aus den Daten wurde nach der Methode von Kendall (vgl. Fröhlich (6)) der Konkordanzkoeffizient ermittelt.

Untertest	Konkordanz
Verstehen 1	0,86
Verstehen 2	0,88
Ausdruck 1	0,93
Ausdruck 2	0,95
Lesen	0,90
Schreiben	0,97

Diese recht gute Konkordanz zeigt, dass der AST auch von Personen mit nur wenig sprachtherapeutischer Erfahrung (z.B. Ärzte) bedenkenlos durchgeführt werden kann.

3.6. Reliabilität (Retestreliabilität)

Es scheint nur schwer möglich eine gültige Retestreliabilität für Akutaphasietests zu ermitteln, da sich die Symptomatik von akuten Aphasien täglich ändern kann. Deshalb wurde folgendes Vorgehen gewählt:

Es wurden 13 Akutaphasiker (7 - 28 Tage nach dem Ereignis) innerhalb weniger Stunden zweimal dem AST unterzogen.

Ferner wurden 22 chronische Aphasiker (5 Wochen - 4 Jahre nach dem Ereignis) innerhalb einer Woche zweimal mit dem AST getestet (obwohl dieser für diesen Zeitraum nicht validiert wurde).

Zwischen den Tests und Retests wurde der Kendall Korrelationskoeffizient (vgl. Rinne (23)) ermittelt.

Dieser beträgt

- für den Gesamttest 0,94,
- ohne Berücksichtigung der Subtests „Ausdruck 1 +2" 0,95 und
- ohne Berücksichtigung des Subtests „Schreiben" 0,92.

3.7. Innere Konsistenz

Die innere Konsistenz eines Testes gibt an, inwieweit die einzelnen Items eines Untertests dieselbe Variable messen. Diese Untersuchung setzt voraus, dass in jedem Untertest parallele Items existieren. Dies ist bei dem AST nur bei den rezeptiven Leistungen gegeben, da die expressiven Subtests nur aus jeweils einem Item bestehen.

Das allgemein übliche Verfahren zur Bestimmung der inneren Konsistenz ist die sogenannte „split-half Reliabilität"; dabei wird der Test in zwei Hälften geteilt (gerade Iterns und ungerade Items) und daraus ein Korrelationskoeffizient ermittelt. Dieses Verfahren kann hier jedoch nicht zum Einsatz kommen, da die Anzahl der Items pro Untertest ungerade ist. Die hier verwendete Methode wird von Krauth vorgeschlagen: Es wird das arithmetische Mittel über allen empirischen Korrelationskoeffizienten eines Untertests gebildet. Das Ergebnis wird dann in die Spearman-Brown-Formel (vgl. Krauth (9)) eingesetzt.

Untertest	innere Konsistenz
Verstehen 1	0,80
Verstehen 2	0,68
Lesen	0,82

Zu beachten ist hierbei, dass es in keinem dieser Untertests echte parallele Items gibt, da diese hierarchisch gestaffelt sind, was sich auf das Ergebnis eher negativ auswirkt. Die Werte können unter Berücksichtigung dieser Tatsache als annehmbar betrachtet werden.

4. Testdauer und Durchführungsmodus

4.1 Testdauer

Die Durchführungszeit beträgt ca. 5 - 15 Minuten. Diese lässt sich durch Testverkürzung um den Untertest „Schreiben" oder „Ausdruck 1 + 2" noch wesentlich vermindern, was jedoch auch wiederum die Gültigkeit des Ergebnisses beeinflußt (vgl. Kapitel 3.3 Validität der Trennwerte).

4.2 Durchführungsanweisungen

Vorbereitung

Der Proband sollte in eine möglichst aufrecht sitzende Lage gebracht werden. Er wird angewiesen, seine Lesebrille und/ oder Hörgerät zu tragen (sofern vorhanden).

Subtest 1: Verstehen 1

Dem Probanden wird der Durchführungsbogen so vorgelegt, dass er die Berglandschaft, jedoch nicht die Lesestreifen sehen kann. Der Untersucher erklärt dem Probanden, dass er nun die *Objekte zeigen soll, die ihm genannt werden*, und dass er eine Wiederholung verlangen darf, wenn er eine Anweisung nicht verstanden hat. Da jeder Aphasiker unterschiedlich stark betroffen ist, lässt sich hier kein eindeutiger Wortlaut festlegen. Das Vorgehen wird dem Probanden am Übungsbeispiel verdeutlicht. Das Übungsbeispiel ist in jedem Fall durchzuführen, da es die Aufmerksamkeit des Probanden auf die rechte Seite des Bildes lenkt und somit Verzerrungen des Testergebnisses durch eine evtl. vorhandene Hemianopsie minimiert. Jede Anweisung darf nur auf Verlangen des Probanden *einmal wiederholt* werden, jedoch nur im vollen Wortlaut. Jede weitere Wiederholung ist als Fehler zu werten. Dies gilt natürlich nicht, wenn das Nichtverstehen der Anweisung auf äußere Umstände z.B. auf das Geräusch einer zuschlagenden Tür zurückzuführen ist. *Selbstkorrektur* wird als richtig gewertet. Alle Anweisungen werden in leicht verlangsamtem Sprechtempo, jedoch mit normaler Prosodie vorgegeben.

Jede korrekt ausgeführte Anweisung ergibt einen Punkt (mit Ausnahme des Übungsbeispiels). Maximal erreichbare Punktzahl „Verstehen 1": 5 P

Besonderheiten:

Item 3: Viele Patienten zeigen an Stelle des Mannes den Traktor; dies ist als richtig zu werten, da auch die meisten sprachgesunden Testpersonen auf den Traktor zeigen.

Item 5: Beide Objekte müssen gezeigt werden, ansonsten ist der Punktwert 0 zu vergeben.

Subtest 2: Verstehen 2

Der Durchführungsbogen wird so gedreht, dass der Proband die geometrischen Formen sieht. Die Spiralbindung zeigt nach oben, die Lesestreifen sind nicht zu sehen. Die Anweisungen werden hier mit normalem Sprechtempo und normaler Prosodie vorgegeben. Man beginnt in diesem Testteil damit, *die geometrischen Formen vorzustellen*. Aus bereits oben genannten Gründen kann auch hier kein eindeutiger Wortlaut festgelegt werden. Es stellte sich als sinnvoll heraus die Objekte zu zeigen, zu beschreiben und zu benennen z.B.:
Untersucher: „Kennen Sie diese Formen noch aus der Schule?"
„Das ist ein Quadrat. Bei einem Quadrat sind alle Seiten gleich lang.
Das ist ein Rechteck. Hier sind diese Seiten länger als jene.
Das ist ein Dreieck, mit drei Ecken und drei Kanten und das ist ein Kreis, der ist rund.
Das ist ein Würfel, wie beim ‚Mensch-ärgere-Dich-nicht-Spiel'."

Neben der Schwere der aphasischen Störung sollte diese Erklärung auch den Bildungsstand des Probanden berücksichtigen.

Man erklärt dem Probanden danach, dass er diese Formen nun *auf Anweisung zeigen soll*, und verdeutlicht das Vorgehen am Übungsbeispiel. Jede korrekte Reaktion des Probanden wird mit einem Punkt bewertet (außer Übungsbeispiel). *Eine Wiederholung* ist auf Verlangen des Probanden erlaubt. *Selbstkorrektur* wird als richtig bewertet. Maximal erreichbare Punktzahl „Verstehen 2": 5 P

Maximale Gesamtpunktzahl „Verstehen": 10 P

Besonderheiten:

Werden nicht alle verlangten Objekte eines Items gezeigt, ist das Item mit Punktwert „0" zu bewerten.

Subtest 3: Ausdruck 1

Dem Proband wird die Berglandschaft ohne Lesestreifen vorgelegt. Nun wird der Proband gebeten sich *zu dem Bild zu äußern*. Fällt ihm dies schwer, so wird er gebeten einfach *Objekte zu benennen*, die er auf dem Bild sieht. Der Untersucher zeigt auf den Hund und sagt: „Hier sitzt ein Hund - was sehen Sie noch?". Mit der ersten Äußerung des Probanden wird die *Stoppuhr* gestartet. Es wird die *Anzahl der Objekte* gezählt, die der Proband benennt (eine Wiederholung des Übungsbeispiels wird nicht gewertet). Dieser Testteil wird abgebrochen, wenn vom Patienten offensichtlich keine verwertbare Äußerung mehr zu erwarten ist, spätestens jedoch nach einer Minute. Wenn der Proband mehr als 5 Objekte korrekt benannt hat, wird er *aufgefordert einen ganzen Satz zu sagen* (sofern dies noch nicht geschehen ist). Fällt ihm dies schwer, kann das Übungsbeispiel wiederholt werden. Jede verständliche adäquate Äußerung wird gewertet. Nur Punktwert 5 fordert eine normale sprachliche Leistung. Maximal erreichbare Punktzahl „Ausdruck 1": 5 P

Besonderheiten:

Auch leichte Wortfindungsstörungen, die von einer normalen sprachlichen Leistung abweichen, sind mit 4 Punkten zu bewerten.

Semantische Abweichungen werden nicht gewertet. Dyarthrische oder sprechapraktische Abweichungen werden als richtig bewertet, solange die Aussage eindeutig verständlich ist.

Subtest 4: Tiere benennen

Die Bildkarte wird aus dem Sichtfeld des Probanden entfernt, und er wird gebeten, *Tiere zu benennen* (ohne Vorlage). Zögert er, wird er angewiesen, Haustiere zu benennen oder Tiere, die es auf dem Bauernhof gibt. Sobald er das erste Tier benannt hat, wird die *Stoppuhr* gestartet. Alle verständlich geäußerten Tiere werden gewertet. Dieser Untertest wird nach maximal einer Minute unterbrochen. Sollte der Proband vor Ablauf *einer Minute* offensichtlich keine Tiere mehr benennen können, so wird er angewiesen, Zootiere aufzuzählen. Maximal erreichbare Punktzahl „Ausdruck 2": 5 P

Besonderheiten:

Dysarthrische und sprechapraktische Abweichungen werden als richtig bewertet, solange die Aussage eindeutig verständlich ist.

In Zweifelsfällen ist es empfehlenswert, den Test ohne die Subtests 3 und 4 auszuwerten.

Subtest 5: Lesen

Dem Probanden wird die Berglandschaft vorgelegt. Er wird aufgefordert die *Satzstreifen zu lesen und die entsprechenden Objekte zu zeigen*. Dieses Vorgehen wird am Übungsbeispiel verdeutlicht. *Selbstkorrektur* ist zulässig. Ein Punkt für jede korrekte Reaktion (außer Übungsbeispiel). Maximal erreichbare Punktzahl „Lesen": 5 P.

Besonderheiten:
Item 2: Häufig ist es nicht erkennbar, ob der Proband das Fahrrad oder den Radfahrer zeigt, da die Abbildung relativ klein ist. Deshalb ist auch das Zeigen des Fahrrades als richtig zu werten.

Subtest 6: Schreiben
Der Proband wird aufgefordert seinen *Nachnamen* (dieser darf vom Untersucher mehrmals benannt werden) *zu schreiben*. Kann er ohne Hilfe seinen Nachnamen schreiben (evtl nach schriftlicher Vorgabe des Vornamens durch den Untersucher) so wird dies als Punkt gewertet. Ist dem Probanden dies nicht möglich, so ist dieser Testteil abzubrechen.

Kann der Test fortgeführt werden, so wird ihm die *Berglandschaft* vorgelegt, ohne dass die Lesestreifen zu sehen sind. Der Proband soll sich *schriftlich hierzu äußern oder Objekte schriftlich benennen*, die er dort sieht. Erfolgt keine adäquate Reaktion, deutet der Untersucher auf den *Hund*, benennt diesen mehrmals, gibt ein „H" schriftlich vor und fordert den Probanden auf, das *Wort zu vervollständigen*. Gelingt dies ohne weitere Hilfe, so wird dies als Punkt gewertet, ansonsten wird dieser Testteil abgebrochen. Schreibt der Patient eine halbe Minute lang keinen Buchstaben mehr, oder nur Automatismen, so wird dieser Testteil abgebrochen, Groß- und Kleinschreibung sowie Satzzeichen werden nicht bewertet.

Weigert sich der Proband aufgrund seiner Lähmung zu schreiben, so sollte er versuchen die Wörter und Sätze zu *buchstabieren*. Der Untersucher stellt sich in diesem Fall als „Schreiber" zur Verfügung.

Maximal erreichbare Punktzahl „Schreiben": 6 P

Besonderheiten:
Um Punktwert 1-4 zu erreichen, müssen mindestens die Hälfte der Grapheme eines Wortes korrekt geschrieben worden sein.

Um den Punktwert 5 zu erreichen muss der Proband mindestens 5 orthographisch korrekte und zum Bild passende Äußerungen notiert haben. Nennt er 7 Objekte, von denen drei orthographisch fehlerhaft oder nicht auf dem Bild zu sehen sind, so ist Punktwert 4 zu vergeben.

Eine Zusammenfassung der Durchführungsanweisungen sowie der genaue Wortlaut der Items finden sich in der Prozentrangmappe.

Bewertungsbeispiele

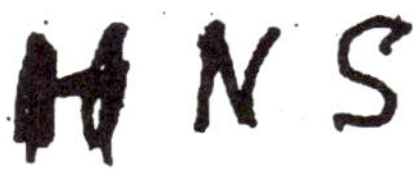

Für diese Schriftprobe ist der Punktwert 1 zu vergeben, da der Patient seinen Namen korrekt schreiben konnte. (Dieser wurde aus Datenschutzgründen an dieser Stelle nicht aufgeführt). Das Wort „Hund" wurde jedoch nicht korrekt ergänzt (nur ein Graphem richtig ergänzt).

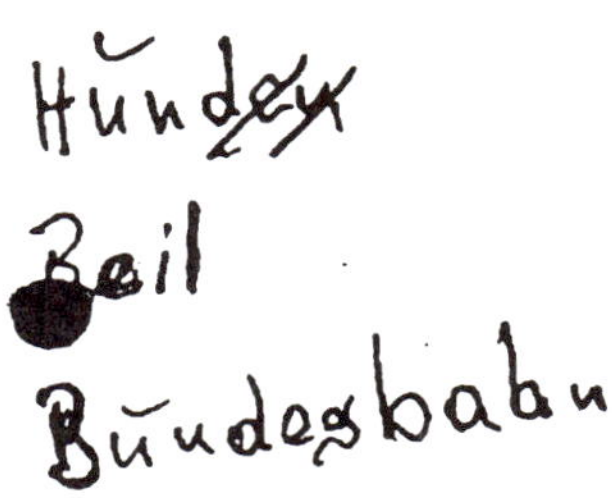

Für diese Schriftprobe wurde der Punktwert 2 vergeben, da „Hund" korrekt ergänzt wurde. Da die Worte „Beil" und „Bundesbahn" nicht auf dem Bild zu erkennen sind, werden diese nicht gewertet.

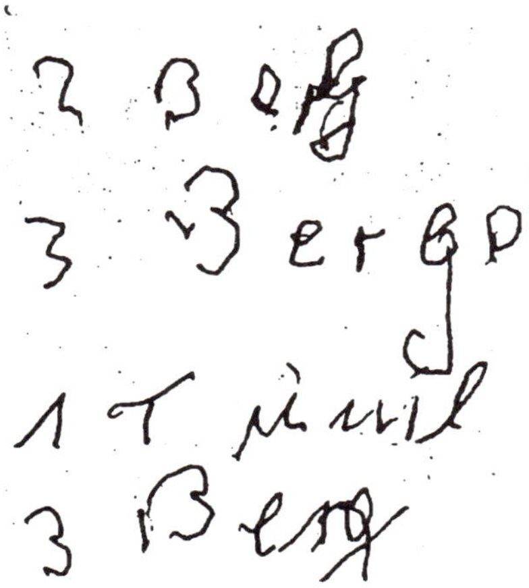

Für diese Schriftprobe wurde der Punktwert 3 vergeben. Die Objekte „Tunnel" und „Berg" wurden richtig benannt.

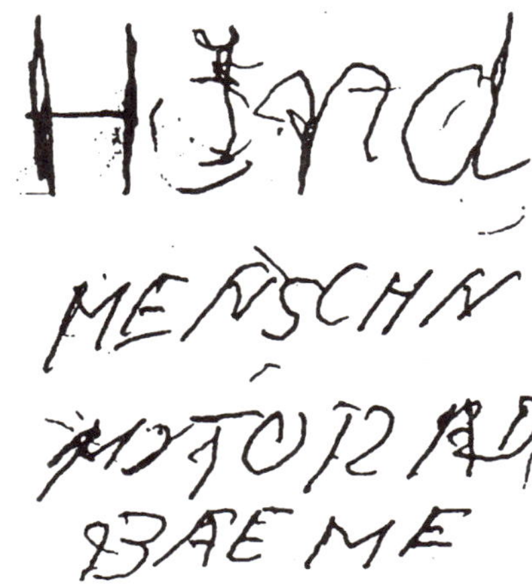

Für diese Schriftprobe wurde der Punktwert 4 vergeben, da drei Objekte korrekt benannt wurden: „Menschn" (=Menschen), „Motorad" (=„Motorrad), „Baeme" (=Bäume).

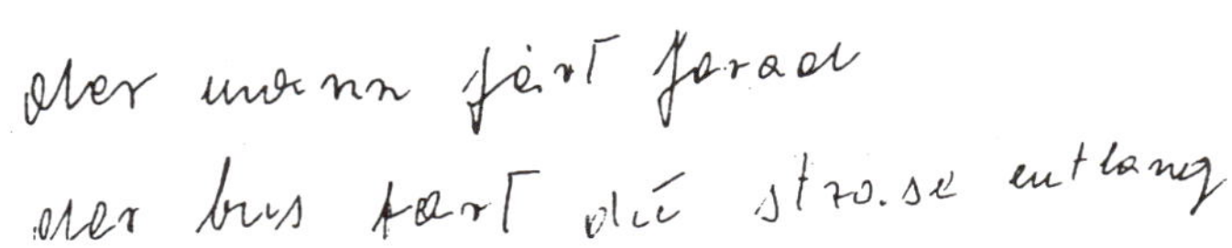

(der mann fart farad der bus fart die strase entlang)

Hier wurde Punktwert 5 vergeben: Es wurden zwei ganze Sätze geäußert, jedoch mit erheblichen orthographischen Mängeln.

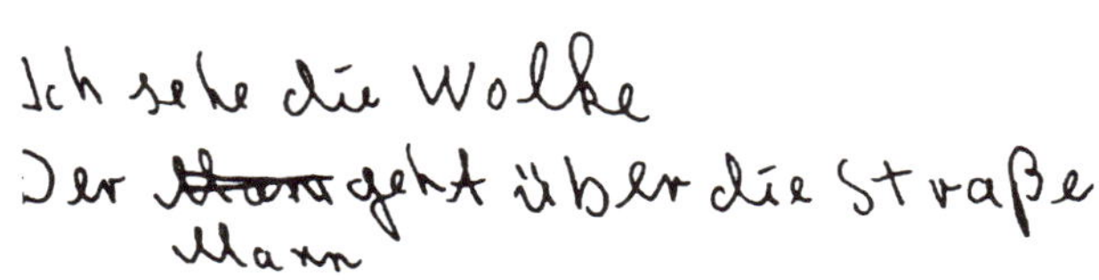

Hier wurde der volle Punktwert (6) erteilt, da zwei ganze orthographisch und grammatikalisch korrekte Sätze geschrieben wurden. (Selbstkorrektur ist zulässig).

4.3 Auswertungskriterien

Es empfiehlt sich zur Auswertung des Testes den zugehörigen Protokollbogen zu verwenden. Der obere Teil des Bogens dient der Anamneseerhebung. Auf dem mittleren Teil werden die Reaktionen des Probanden protokolliert. Die Ergebnisse werden auf den unteren Teil übertragen. Diese Vorlage wurde entwickelt, um den Verlauf einer akuten Aphasie zu dokumentieren, indem deren Ausmaß zu drei verschiedenen Zeitpunkten erfaßt wird.

Die Auswertung geschieht wie folgt:

Zuerst werden die Gesamtpunktzahlen der einzelnen Untertests ermittelt. Diese werden in die Summenkästchen („Su") eingetragen. Hierbei ist zu beachten, dass der Untertest „Verstehen 2" mit einem Pluspunkt alterskorrigiert wird, wenn der Proband älter als 70 Jahre ist. Mehr als fünf Gesamtpunkte dürfen jedoch in diesem Untertest nicht vergeben werden.

Nun werden die Punkte aller Untertests addiert.

Das Ergebnis stellt den Punktwert der Gesamtleistung dar. Dieser wird mit Hilfe der Tabelle „Bestimmung des Schweregrades" (s. Prozentrangmappe oder Kapitel 4.5) in einen Prozentrang überführt. Ein Schweregrad lässt sich auch aus den Standard nine (Stanine) Werten ableiten, die eine Vergröberung der Prozentranginformation darstellen. Interpretiert wird hierbei wie folgt: Stanine 1-3 schwere Störung; 4-5 mittlere Störung; 6-7 leichte Störung; 8-9 minimale/keine Störung.

Prozentrang und Rohwert werden in die Tabelle „Ergebnisse" im unteren Drittel des Protokollbogens eingetragen. Der Punktwert der rezeptiven Leistungen entsteht aus der Summe der Punktwerte der Untertests „Verstehen 1", „Verstehen 2" und „Lesen".

Der Punktwert der expressiven Leistungen entsteht aus der Summe der Punktwerte der Untertests „Ausdruck 1", „Ausdruck 2" und „Schreiben".

In Ausnahmefällen kann die Klassifikation auch ohne Bewertung der schriftlichen Modalitäten erfolgen.

Beide Punktwerte können mit Hilfe der Tabelle „Klassifikation" (s. Prozentrangmappe oder Kapitel 4.5) in Prozentränge überführt werden. Diese Werte sind ebenfalls in die Tabelle „Ergebnisse" (s. Protokollbogen) einzutragen.

Durch den Vergleich der Prozentränge der expressiven und rezeptiven Leistungen kann nun eine Störungstendenz erkannt werden, die im Protokollbogen unter „Log. Diagnose" eingetragen werden kann.

Mit Hilfe der Tabelle „Trennwerte" aus der Prozentrangmappe kann die Differentialdiagnose „Aphasie" – „keine Aphasie" gestellt werden.

Wenn das Sprechen des Probanden nur schwer verständlich ist, so können die Untertests „Ausdruck 1" und „Ausdruck 2" auch ausgelassen werden. Somit ist eine Differentialdiagnose zur Dysarthrie möglich.

4.4 Untersuchungsbeispiele

Name, geb.		Hobby	Beruf
Max M. 22.3.20		Gartenarbeit	KFZ-Mechaniker
Adresse: Aststr. 11/66111 Saarbrücken		Hilfsmittel: ⊗ Brille O Hörgerät ⊗ Zahnersatz O sonst : —	
Krankheitsbeginn: 20.8.99	Therapiebeginn: 25.8.99	Log. Diagnose: Aphasie/Dys= arthrie	Med. Diagnose: Mediainf. links
Familienstand: verh.	Angehörige: Ehefrau (0681) 123456	Station / Zimmer: 10/1011	Therapieergebnis: in Reha am 15.9.99
Weitere Diagnostik in folgenden Bereichen erforderlich :	O Sehstatus	O mnestischer Status	⊗ Stimm -/ Sprechstatus
O Vigilanz	O Kognitiver Status	O Zahnstatus	O Rumpfstabilität

Bemerkungen : Dysarthrie besteht seit Apoplex 9/97

Test 1

	Verstehen			Ausdruck	Lesen	Schreiben
1	1	1	0	1	1	0
2	0	2	0	0	0	X
3	0	3	0	X	0	X
4	0	4	0	X	0	X
5	0	5	0	X	0	X
			+1			
Su	1		1	1	1	0

Test 2

	Verstehen			Ausdruck	Lesen	Schreiben
1	1	1	0	2	1	2
2	1	2	0	2	0	X
3	0	3	0	X	0	X
4	0	4	0	X	0	X
5	0	5	0	X	0	X
			+1			
Su	2		1	4	1	2

Test 3

	Verstehen			Ausdruck	Lesen	Schreiben
1	1	1	0	3	1	4
2	1	2	0	2	1	X
3	1	3	0	X	0	X
4	0	4	0	X	0	X
5	0	5	0	X	0	X
			+1			
Su	3		1	5	2	4

Ergebnisse

Test	*Gesamtleistung*		*rezeptive Leistung*		*expressive Leistung*	
Datum	Punktwert	Prozentrang	Punktwert	Prozentrang	Punktwert	Prozentrang
1 25.8.99	4	22	3	25	1	22
2 1.9.99	10	43	4	32	6	51
3 8.9.99	15	58	6	47	9	67

Name, geb.: Hans L. 18.1.25		Hobby: Angeln	Beruf: Bankangestellter
Adresse: Aststr. 11, 66111 Saarbrücken		Hilfsmittel: ~~O~~ Brille ~~O~~ Hörgerät ~~O~~ Zahnersatz; O sonst : ________	
Krankheitsbeginn: 20.8.99	Therapiebeginn: 25.8.99	Log. Diagnose: Restaphasie mit Agraphie	Med. Diagnose: linkshirn. DBS
Familienstand: ledig	Angehörige: Bruder (0681)123657	Station / Zimmer: 10/1011	Therapieergebnis: am 8.9.99 nach Hause entlassen
Weitere Diagnostik in folgenden Bereichen erforderlich :	O Sehstatus	O mnestischer Status	O Stimm -/ Sprechstatus
O Vigilanz	O Kognitiver Status	O Zahnstatus	O Rumpfstabilität

Bemerkungen :

Test 1

	Verstehen	Verstehen	Ausdruck	Lesen	Schreiben
1	1	1	4	1	1
2	1	0	5	1	X
3	1	0	X	1	X
4	1	1	X	0	X
5	1	1	X	0	X
		+1			
Su	5	4	9	3	1

Test 2

	Verstehen	Verstehen	Ausdruck	Lesen	Schreiben
1					
2					X
3			X		X
4			X		X
5			X		X
Su					

Test 3

	Verstehen	Verstehen	Ausdruck	Lesen	Schreiben
1					
2					X
3			X		X
4			X		X
5			X		X
Su					

Ergebnisse

Test	*Gesamtleistung*		*rezeptive Leistung*		*expressive Leistung*	
Datum	Punktwert	Prozentrang	Punktwert	Prozentrang	Punktwert	Prozentrang
1 25.8.99	22	82				
2						
3						

Aphasie-Schnell-Test (Protokollbogen, Carsten Kroker, 1999)

Interpretation der Testergebnisse:

1. Max M.

Der Patient erreichte bei der Erstuntersuchung am 25.8.1999 eine Gesamtpunktzahl von 4 (Subtest „Verstehen 2" wurde mit einem Punkt alterskorrigiert). Dies bedeutet eine schwere (Stanine 3) Aphasie (Prozentrang 22 (vgl. Kapitel 4.5)).

Die Nachuntersuchung ergab eine wesentliche Besserung der Störung: So lag am 1.9.99 eine nur noch mittelschwere (Stanine 5) Störung vor (Punktwert 10 = Prozentrang 43). Bei der Abschlußuntersuchung am 8.9.1999 besserte sich der Zustand um weitere 15 Prozentränge (auf Punktwert 15 = Prozentrang 58).

Betrachtet man den Störungsschwerpunkt, so stellt man fest, dass bei der Erstuntersuchung keine eindeutige Tendenz festzustellen ist (Prozentrang rezeptive Leistungen: 25; Prozentrang expressive Leistungen: 22).

Erst in den beiden Nachuntersuchungen kristallisiert sich der Störungsschwerpunkt auf den rezeptiven Leistungen heraus:

	rezeptive Leistungen	expressive Leistungen
1. Untersuchung (Prozentränge)	25	22
2. Untersuchung (Prozentränge)	32	51
3. Untersuchung (Prozentränge)	47	67

Die Interpretation der Ergebnisse der einzelnen Untertests soll am Beispiel der 2. Untersuchung erläutert werden :

Der Patient versteht einfache Aufträge (Ergebnis „Verstehen 1"), kann jedoch komplexen Aufträgen nicht Folge leisten (Ergebnis „Verstehen 2").

„Ausdruck": Der Patient kann wenige Objekte korrekt benennen (Ergebnis „Ausdruck 1 +2")

„Lesen": Das Lesesinnverständnis ist schwer gestört; es scheint jedoch für einfache kurze Wörter noch vorhanden zu sein.

„Schreiben": Nur Restleistungen sind noch vorhanden (Kurze einfache Wörter können mit maximaler Stimulierung geschrieben werden).

2. Hans L.

Der Patient erreicht einen Gesamtpunktwert von 22 Punkten, was eine leichte (Stanine 7) Aphasie bedeuten würde (Prozentrang 82). Wertet man den Test ohne den Subtest „Schreiben" aus, so erhält man einen Punktwert von 21. Nach Tabelle 8 bedeutet dies eine unsichere Diagnose (mit 51 %-er Wahrscheinlichkeit liegt eine Aphasie vor).

In der Spontansprache, wie auch im Subtest „Ausdruck 1" zeigen sich diskrete Wortfindungsstörungen. Ein schweres Defizit findet sich in keiner sprachlichen Modalität, außer im Schreiben. Der Patient hat vom spontansprachlichen Eindruck her nur eine Restaphas[illegible]. Ob man diesen Patienten, dessen sprachliches Hauptproblem eine relativ isolierte Agraphie ist, überhaupt als Aphasiker bezeichnen sollte, ist sicherlich eine Definitionsfrage.

Dieses Beispiel sollte zeigen, dass Testergebnisse immer hinterfragt werden sollten, da sie in einem klinischen Gesamteindruck eines Patienten gesehen werden müssen.

Mit Hilfe des AST konnte die Agraphie aufgedeckt werden, was mit dem AABT nicht möglich gewesen wäre.

Eine Klassifikation schien an dieser Stelle nicht sinnvoll, da die Störung des Patienten zu gering war.

Bestimmung des Schweregrades

Punktwert	Gesamttest			ohne „Ausdruck 1 + 2“			ohne „Schreiben“		
	Schweregrad		Aphasiewahrscheinlichkeit in Prozent	Schweregrad		Aphasiewahrscheinlichkeit in Prozent	Schweregrad		Aphasiewahrscheinlichkeit in Prozent
	Prozentrang	Stanine-Wert		Prozentrang	Stanine-Wert		Prozentrang	Stanine-Wert	
0	2	1	100	3	1	100	2	1	100
1	6	2	100	9	2	100	6	2	100
2	11	3	100	16	3	100	12	3	100
3	17	3	100	20	3	100	19	3	100
4	22	3	100	25	4	100	24	4	100
5	26	4	100	32	4	100	28	4	100
6	30	4	100	39	4	100	34	4	100
7	34	4	100	45	5	100	39	4	100
8	39	4	100	50	5	100	43	5	100
9	41	5	100	55	5	100	46	5	100
10	43	5	100	61	6	100	49	5	100
11	47	5	100	64	6	100	52	5	100
12	51	5	100	68	6	100	55	5	100
13	52	5	100	73	6	100	58	5	100
14	54	5	100	78	7	100	63	6	100
15	58	5	100	84	7	100	67	6	100
16	61	6	100	89	7	100	70	6	100
17	64	6	100	93	8	61	75	6	100
18	67	6	100	96	9	26	80	7	100
19	70	6	100	98	9	14	84	7	100
20	75	6	100	100	9	2	89	7	100
21	78	7	100	100	9	0	93	8	51
22	82	7	100	---	---	---	97	9	43
23	85	7	100	---	---	---	100	9	4
24	89	7	100	---	---	---	100	9	0
25	92	8	100	---	---	---	100	9	0
26	96	8	72	---	---	---	---	---	---
27	98	9	41	---	---	---	---	---	---
28	99	9	10	---	---	---	---	---	---
29	100	9	0	---	---	---	---	---	---
30	100	9	0	---	---	---	---	---	---
31	100	9	0	---	---	---	---	---	---

(Interpretation: Der Prozentrang gibt an, wieviele Probanden der Versuchsgruppe den gleichen oder einen geringeren Punktwert erreichten.)

Tabelle 8

4.5 Prozentrangtabellen

Klassifikation

Die meisten Autoren (z.B. Biniek (1)) lehnen es ab akute Aphasien in die vier Standardsyndrome (vgl. Poeck (21)) einzuteilen, da sich diese erst im Laufe der Zeit herauskristallisieren. Allgemein üblich ist es, akute Aphasien in flüssige und nichtflüssige Formen zu unterteilen (vgl. Wallesch (28)). Jedoch sind diese Syndrome nicht genau definiert. So gibt z.B. Peuser (19) als Trennwert flüssige / nicht flüssige Aphasie 100 Wörter / Minute an. Nach Wallesch (28) liegt dieser Wert bei 60 Silben / Minute.

Als Erweiterung zu dieser Form der Klassifikation teilt Wallesch (28) flüssige und nicht flüssige Aphasien nach dem Schweregrad in je drei Unterformen ein.

Mit dem AST hingegen wird nur die Ausprägung der Aphasie durch den Prozentrang bzw. Stanine-Wert bestimmt. Ferner ist es möglich mit Hilfe der Prozentränge aus der Tabelle 9 Tendenzen der Störung zu erkennen.

Punktwert	mit schriftlichen Modalitäten		ohne schriftliche Modalitäten	
	rezeptive Leistungen (Prozentränge)	expressive Leistungen (Prozentränge)	rezeptive Leistungen (Prozentränge)	expressive Leistungen (Prozentränge)
0	3	9	3	13
1	10	22	10	30
2	15	31	21	38
3	25	38	31	44
4	32	43	40	49
5	39	47	50	53
6	47	51	63	60
7	55	54	77	72
8	62	60	88	86
9	68	67	94	95
10	75	73	98	99
11	83	78	---	---
12	88	84	---	---
13	93	91	---	---
14	97	96	---	---
15	100	99	---	---
16	---	100	---	---

Tabelle 9

Diese Einteilung nach dem Störungsschwerpunkt geht auf Wernicke (vgl. Tesak (27)) zurück. Hierzu vergleicht man die Prozentränge der Summe der expressiven Leistungen (Ausdruck 1 + Ausdruck 2 + Schreiben) mit denen der rezeptiven Leistungen (Verstehen 1 + Verstehen 2 + Lesen). Da auch relativ isolierte Störungen der schriftlichen Modalitäten vorkommen können, können diese auch ausgelassen werden.

Durch das Auslassen der schriftlichen Modalitäten wird jedoch die Prozentrangskala sehr ungenau, so dass zur Klassifikation immer die Durchführung des gesamten Testes empfohlen werden muss. An dieser Stelle muss ausdrücklich gesagt werden, dass es sich bei dieser Methode nicht um validierte Syndromklassifikationen handelt, sondern dass lediglich Tendenzen erkannt werden können.

Ferner muss gesagt werden, dass die Angaben der Störungstendenzen nicht vergleichbar mit den Syndromen Wernicke- oder Broca-Aphasie ist. So gibt die Störungstendenz lediglich an, ob ein Proband im Vergleich zu dem Durchschnitt der Aphasiker zugunsten der expressiven oder rezeptiven Sprachleistungen aus dem Rahmen fällt. Die Standardaphasiesyndrome im Sinne der Aachener Schule (vgl. Huber und Mitarb. (7)) stellen jedoch Symptomcluster dar, d.h. dass für die Diagnosestellung eines Syndroms mehrere definierte Symptome vorliegen müssen.

Schlusswort

Abschließend möchte der Autor noch einmal auf die Vorteile des AST hinweisen: Der AST stellt durch die kurze Durchführungsdauer eine nur geringe psychische Belastung für akute Aphasiker dar. Viele Patienten erhalten durch die Testung das Gefühl, dass die Therapie strukturiert aufgebaut ist. Durch Testwiederholungen werden in der Akutphase meist schnell Erfolge sichtbar. Es werden alle Modalitäten gemessen, was eine wichtige Hilfe für die Therapieplanung ist. Die Testergebnisse sind so einfach zu interpretieren, dass sie auch ohne umfassende linguistische Kenntnisse ein Bild der sprachlichen Fähigkeiten eines Patienten vermitteln können. Dies erleichtert die Zusammenarbeit mit anderen Disziplinen (z.B. Ärzte, Pflege, Ergo- und Physiotherapie).

Der Autor möchte jedoch auch darauf hinweisen, dass die Therapie eines akuten Aphasikers nicht nur linguistische Ziele verfolgen darf. Im Vordergrund sollte immer die Verbesserung der Lebensqualität des Patienten stehen. Deshalb ist eine intensive Patienten- und Angehörigenberatung genauso wichtig wie eine sprachsystematische Therapie.

Kopiervorlage: Kurzübersicht Aphasie-Schnell-Test (AST) für Ärzte und Pflegepersonal

Der AST ermöglicht differentialdiagnostisch akute Aphasien von Dysarthrien abzugrenzen, und den Schweregrad zu bestimmen. Des weiteren wird eine Klassifikationsmöglichkeit geboten. Aus dem Protokollbogen können folgende Daten entnommen werden: In Feld 1 finden sich die persönlichen Daten des Patienten, die für die Testdurchführung notwendigen Hilfsmittel sowie die sprachliche Diagnose. Letztgenannte kann in Feld 2 ergänzt werden. Häufige Zusatzbefunde finden sich auch in Feld 13. Die Felder 3, 5, 7, 9, 11 stellen die Bewertung der einzelnen Items und die Felder 4, 6, 8, 10, 12 den daraus errechneten Rohwert dar. Es werden vier Bereiche der Sprache erfasst:

1. Das auditive Sprachverständnis setzt sich aus einfachen Aufforderungen (Ergebnis in Feld 4) und komplexen Aufforderungen (Feld 6) zusammen. Beide Untertests werden mit 0 - 5 Punkten bewertet
2. Der verbale Ausdruck wird durch eine Bildbeschreibung und das Nennen von Tieren überprüft (Feld 8). Die erbrachte Leistung wird auf einer Skala von 0 - 10 bewertet.
3. Das Lesesinnverständnis beinhaltet das Verstehen schriftlich dargebotener Wörter und Sätze (Feld 10). Der Subtest wird mit 0 - 5 Punkten bewertet.
4. Das Schreiben umfasst das Schreiben einfacher Worte mit vielen Hilfen bis hin zur freien schriftlichen Satzformulierung (Feld 12). Die Beurteilung erfolgt auf einer Skala von 1 - 6.

Die Summe aller alterskorrigierten Punktwerte wird in das Feld 14 eingetragen. Daraus lässt sich ein Prozentrang errechnen (Feld 15), der einen Vergleich mit einer umfangreichen Stichprobe akuter Aphasiker ermöglicht (der Prozentrang gibt an, wie viele akute Aphasiker eine vergleichbare oder schlechtere Leistung aufweisen).

Expressive (Feld 16, 17) und rezeptive Leistungen (Feld 18, 19) können getrennt voneinander bewertet werden, somit können Störungstendenzen erkannt werden, was eine Klassifikation ermöglicht.

Die Felder 20 und 21 ermöglichen eine Testwiederholung.

Einige kommentierte Auswertungsbeispiele finden sich in Kapitel 4.4 der Handanweisung.

Aphasie-Schnell-Test

Protokollbogen

Carsten Kroker 1999

Name, geb.		Hobby	Beruf
Adresse		Hilfsmittel O Brille O Hörgerät O Zahnersatz O sonst.: ____	
Krankheitsbeginn	Therapiebeginn	Log. Diagnose	Med. Diagnose
Familienstand	Angehörige	Station/Zimmer	Therapieergebnis

1

Weitere Diagnostik in folgenden Bereichen erforderlich:
O Sehstatus O Vigilanz 13 O mnestischer Status O Kognitiver Status O Stimm-/Sprechstatus O Zahnstatus O Rumpfstabilität

Bemerkungen:

2

Test 1

	Verstehen			Ausdruck		Lesen		Schreiben
1	3	1	5	1	7	1	9	11
2	3	2	5	2	7	2	9	X
3	3	3	5		X	3	9	X
4	3	4	5		X	4	9	X
5	3	5	5		X	5	9	X
Su	4		6		8		10	12

Test 2

	Verstehen			Ausdruck		Lesen		Schreiben
1		1		1		1		
2		2		2		2		X
3		3			X	3		X
4		4			X	4		X
5		5			X	5		X
Su								

Test 3

	Verstehen			Ausdruck		Lesen		Schreiben
1		1		1		1		
2		2		2		2		X
3		3			X	3		X
4		4			X	4		X
5		5			X	5		X
Su								

Ergebnisse

Test	Gesamtleistung		rezeptive Leistung		expressive Leistung	
Datum	Punktwert	Prozentrang	Punktwert	Prozentrang	Punktwert	Prozentrang
1	14	15	16	17	18	19
2	20	20	20	20	20	20
3	21	21	21	21	21	21

Literatur

1 Biniek, R.: Akute Aphasien. Thieme, Stuttgart 1993

2 Corel Corporation: Corel Draw ! Version 4. 1993

3 Corel Corporation: Corel Gallery Magic 200000. 1997

4 Dahlmanns, A.; Harting, M.; Lensing, N.; de Rijk, P.: Eine statistische Bearbeitung des „FAST" für das deutschsprachige Gebiet. Diplomarbeit Hogeschool, Heerlen 1995

5 Enderby, P.; Wood, V.A.; Wade, O.T.; Langton Hewer, R.: Frenchay Aphasia Screening Test. Whurr Publishers Ldt., London 1987

6 Fröhlich, W.D.: Forschungsstatistik. H. Bouvier u. Co Verlag, Bonn 1965

7 Huber, W.; Poeck, K., Weniger, D.; Willmes, K.: Aachener Aphasie Test. Hogrefe, Göttingen 1983

8 Jackson, C.: Testen und getestet werden. Verlag Hans Huber, Bern 1999

9 Krauth, J.: Testkonstruktion und Testtheorie. Psychologie Verlags Union, Weinheim 1995

10 Kroker, C.: Diagnostik in der Akutphase. Examensarbeit. Prof König - u. Leiserschulen für Logopädie und Ergotherapie. Kaiserslautern 1998

11 Kroker, C.: AST – Ein neues standardisiertes Testverfahren für akute Aphasien. Die Sprachheilarbeit 5/2000

12 Kroker, C.: Diagnostik bei akuter Aphasie mit dem Aphasie Schnell Test. Logos interdisziplinär 2002 (im Druck)

13 Kroker, I.: Sprachverlust nach Schlaganfall. Haug, Heidelberg 1993

14 Kruppe, J.; Lamby, A.; Schmid, A: Aphasiescreening für Klinik und Praxis. Forum Logopädie 3/99

15 Lang, C.; Dehm, A.; Dehm, B.; Leuschner, T.: Kurze Aphasieprüfung KAP. Swets & Zeitlinger, Frankfurt 1999

16 Lutz; L.: Das Schweigen verstehen - über Aphasie. Springer, Berlin 1992

17 Neubart, R.; Palm, S.; Steiner, J.: Sprachtherapie im Rahmen der geriatrischen Rehabilitation - Indikation und Zielsetzung im Schnittpunkt einer pädagogisch-medizinischen und patientenzentrierten Orientierung. Sprache - Stimme - Gehör 2/98

18 Orgass, B.: Token Test. Beltz, Weinheim 1982

19 Peuser, G.: Aphasie. Fink, München 1978

20 Peuser, G.: Studien zur Sprachtherapie. Fink, München 1979

21 Poeck, K.: Klinische Neuropsychologie. Thieme, Stuttgart 1989

22 Pollow, T. A. in Grohnfeld: Zentrale Sprach- und Sprechstörungen. Wissenschaftsverlag Volker Spiess, Berlin 1993

23 Rinne, H: Taschenbuch der Statistik. Verlag Harri Deutsch, Frankfurt am Main 1997

24 Simons, Berthold: Therapie akuter Aphasien. Lang, Frankfurt am Main 1997

25 Steiner, J.: Zentrale Aspekte der Diagnostik bei Aphasie. In: Grohnfeld, M. (Hrsg.): Lehrbuch der Sprachheilpädagogik und Logopädie, Band 3, Diagnostik und Prävention. Kohlhammer, Stuttgart (voraussichtl. 2002 (im Druck))

26 Steiner, J.: Therapiebezogene Diagnostik für schwere Aphasien. Steiner, Leverkusen 1987

27 Tesak, J.: Einführung in die Aphasiologie. Thieme, Stuttgart 1997

28 Wallesch, C. W. in Grohnfeld: Zentrale Sprach- und Sprechstörungen. Wissenschaftsverlag Volker Spiess, Berlin 1993

29 Wiegand, D.; Eckold, M.; Kling-Lünser, U.: Die Schriftprobe als Instrument der Aphasiediagnostik. Frankfurter Linguistische Forschungen 11, 1991

Aphasie-Schnell-Test

Protokollbogen

Carsten Kroker 1999

Name, geb.		Hobby	Beruf
Adresse		Hilfsmittel O Brille O Hörgerät O Zahnersatz O sonst.: ______	
Krankheitsbeginn	Therapiebeginn	Log. Diagnose	Med. Diagnose
Familienstand	Angehörige	Station/Zimmer	Therapieergebnis

Weitere Diagnostik in folgenden Bereichen erforderlich:

O Sehstatus
O mnestischer Status
O Stimm-/Sprechstatus
O Vigilanz
O Kognitiver Status
O Zahnstatus
O Rumpfstabilität

Bemerkungen:

Test 1

	Verstehen	Verstehen	Ausdruck	Lesen	Schreiben
1					
2					X
3			X		X
4			X		X
5			X		X
Su					

Test 2

	Verstehen	Verstehen	Ausdruck	Lesen	Schreiben
1					
2					X
3			X		X
4			X		X
5			X		X
Su					

Test 3

	Verstehen	Verstehen	Ausdruck	Lesen	Schreiben
1					
2					X
3			X		X
4			X		X
5			X		X
Su					

Ergebnisse

Test	Gesamtleistung		rezeptive Leistung		expressive Leistung	
Datum	Punktwert	Prozentrang	Punktwert	Prozentrang	Punktwert	Prozentrang
1						
2						
3						

Aphasie-Schnell-Test

Protokollbogen

Carsten Kroker 1999

Name, geb.	Hobby	Beruf
Adresse	Hilfsmittel O Brille O Hörgerät O Zahnersatz O sonst.: ____________	

Krankheitsbeginn	Therapiebeginn	Log. Diagnose	Med. Diagnose
Familienstand	Angehörige	Station / Zimmer	Therapieergebnis

Weitere Diagnostik in folgenden Bereichen erforderlich:
O Sehstatus O mnestischer Status O Stimm-/Sprechstatus
O Vigilanz O Kognitiver Status O Zahnstatus O Rumpfstabilität

Bemerkungen:

Test 1

	Verstehen			Ausdruck		Lesen		Schreiben
1		1		1		1		
2		2		2		2		X
3		3			X	3		X
4		4			X	4		X
5		5			X	5		X
Su								

Test 2

	Verstehen			Ausdruck		Lesen		Schreiben
1		1		1		1		
2		2		2		2		X
3		3			X	3		X
4		4			X	4		X
5		5			X	5		X
Su								

Test 3

	Verstehen			Ausdruck		Lesen		Schreiben
1		1		1		1		
2		2		2		2		X
3		3			X	3		X
4		4			X	4		X
5		5			X	5		X
Su								

Ergebnisse

Test	Gesamtleistung		rezeptive Leistung		expressive Leistung	
Datum	Punktwert	Prozentrang	Punktwert	Prozentrang	Punktwert	Prozentrang
1						
2						
3						

Aphasie-Schnell-Test

Protokollbogen

Carsten Kroker 1999

Name, geb.		Hobby	Beruf
Adresse		Hilfsmittel O Brille O Hörgerät O Zahnersatz O sonst.: ______	
Krankheitsbeginn	Therapiebeginn	Log. Diagnose	Med. Diagnose
Familienstand	Angehörige	Station/Zimmer	Therapieergebnis

Weitere Diagnostik in folgenden Bereichen erforderlich:

O Sehstatus O mnestischer Status O Stimm-/Sprechstatus

O Vigilanz O Kognitiver Status O Zahnstatus O Rumpfstabilität

Bemerkungen:

Test 1

	Verstehen		Ausdruck	Lesen	Schreiben
1					
2					X
3			X		X
4			X		X
5			X		X
Su					

Test 2

	Verstehen		Ausdruck	Lesen	Schreiben
1					
2					X
3			X		X
4			X		X
5			X		X
Su					

Test 3

	Verstehen		Ausdruck	Lesen	Schreiben
1					
2					X
3			X		X
4			X		X
5			X		X
Su					

Ergebnisse

Test	Gesamtleistung		rezeptive Leistung		expressive Leistung	
Datum	Punktwert	Prozentrang	Punktwert	Prozentrang	Punktwert	Prozentrang
1						
2						
3						

Aphasie-Schnell-Test

Protokollbogen

Carsten Kroker 1999

Name, geb.		Hobby	Beruf
Adresse		Hilfsmittel O Brille O Hörgerät O Zahnersatz O sonst.: ____________	
Krankheitsbeginn	Therapiebeginn	Log. Diagnose	Med. Diagnose
Familienstand	Angehörige	Station/Zimmer	Therapieergebnis

Weitere Diagnostik in folgenden Bereichen erforderlich:

O Sehstatus O mnestischer Status O Stimm-/Sprechstatus
O Vigilanz O Kognitiver Status O Zahnstatus O Rumpfstabilität

Bemerkungen:

Test 1

Verstehen				Ausdruck		Lesen		Schreiben
1		1		1		1		
2		2		2		2		X
3		3			X	3		X
4		4			X	4		X
5		5			X	5		X
Su								

Test 2

Verstehen				Ausdruck		Lesen		Schreiben
1		1		1		1		
2		2		2		2		X
3		3			X	3		X
4		4			X	4		X
5		5			X	5		X
Su								

Test 3

Verstehen				Ausdruck		Lesen		Schreiben
1		1		1		1		
2		2		2		2		X
3		3			X	3		X
4		4			X	4		X
5		5			X	5		X
Su								

Ergebnisse

Test	Gesamtleistung		rezeptive Leistung		expressive Leistung	
Datum	Punktwert	Prozentrang	Punktwert	Prozentrang	Punktwert	Prozentrang
1						
2						
3						

Aphasie-Schnell-Test

Protokollbogen

Carsten Kroker 1999

Name, geb.		Hobby	Beruf
Adresse		Hilfsmittel O Brille O Hörgerät O Zahnersatz O sonst.: ____________________	
Krankheitsbeginn	Therapiebeginn	Log. Diagnose	Med. Diagnose
Familienstand	Angehörige	Station/Zimmer	Therapieergebnis

Weitere Diagnostik in folgenden Bereichen erforderlich:

O Sehstatus O mnestischer Status O Stimm-/Sprechstatus

O Vigilanz O Kognitiver Status O Zahnstatus O Rumpfstabilität

Bemerkungen:

Test 1

	Verstehen		Verstehen	Ausdruck		Lesen		Schreiben
1		1		1		1		
2		2		2		2		X
3		3			X	3		X
4		4			X	4		X
5		5			X	5		X
Su								

Test 2

	Verstehen		Verstehen	Ausdruck		Lesen		Schreiben
1		1		1		1		
2		2		2		2		X
3		3			X	3		X
4		4			X	4		X
5		5			X	5		X
Su								

Test 3

	Verstehen		Verstehen	Ausdruck		Lesen		Schreiben
1		1		1		1		
2		2		2		2		X
3		3			X	3		X
4		4			X	4		X
5		5			X	5		X
Su								

Ergebnisse

Test	Gesamtleistung		rezeptive Leistung		expressive Leistung	
Datum	Punktwert	Prozentrang	Punktwert	Prozentrang	Punktwert	Prozentrang
1						
2						
3						

Aphasie-Schnell-Test

Protokollbogen

Carsten Kroker 1999

Name, geb.		Hobby	Beruf
Adresse		Hilfsmittel O Brille O Hörgerät O Zahnersatz O sonst.: ____________	
Krankheitsbeginn	Therapiebeginn	Log. Diagnose	Med. Diagnose
Familienstand	Angehörige	Station/Zimmer	Therapieergebnis

Weitere Diagnostik in folgenden Bereichen erforderlich:

O Sehstatus O mnestischer Status O Stimm-/Sprechstatus
O Vigilanz O Kognitiver Status O Zahnstatus O Rumpfstabilität

Bemerkungen:

Test 1

	Verstehen				Ausdruck		Lesen	Schreiben
1		1		1		1		
2		2		2		2		X
3		3			X	3		X
4		4			X	4		X
5		5			X	5		X
Su								

Test 2

	Verstehen				Ausdruck		Lesen	Schreiben
1		1		1		1		
2		2		2		2		X
3		3			X	3		X
4		4			X	4		X
5		5			X	5		X
Su								

Test 3

	Verstehen				Ausdruck		Lesen	Schreiben
1		1		1		1		
2		2		2		2		X
3		3			X	3		X
4		4			X	4		X
5		5			X	5		X
Su								

Ergebnisse

Test	Gesamtleistung		rezeptive Leistung		expressive Leistung	
Datum	Punktwert	Prozentrang	Punktwert	Prozentrang	Punktwert	Prozentrang
1						
2						
3						

Aphasie-Schnell-Test

Protokollbogen

Carsten Kroker 1999

Name, geb.		Hobby	Beruf
Adresse		Hilfsmittel O Brille O Hörgerät O Zahnersatz O sonst.: ______	
Krankheitsbeginn	Therapiebeginn	Log. Diagnose	Med. Diagnose
Familienstand	Angehörige	Station/Zimmer	Therapieergebnis

Weitere Diagnostik in folgenden Bereichen erforderlich:

O Sehstatus O mnestischer Status O Stimm-/Sprechstatus

O Vigilanz O Kognitiver Status O Zahnstatus O Rumpfstabilität

Bemerkungen:

Test 1

	Verstehen		Verstehen		Ausdruck		Lesen		Schreiben
1		1		1		1			
2		2		2		2			X
3		3			X	3			X
4		4			X	4			X
5		5			X	5			X
Su									

Test 2

	Verstehen		Verstehen		Ausdruck		Lesen		Schreiben
1		1		1		1			
2		2		2		2			X
3		3			X	3			X
4		4			X	4			X
5		5			X	5			X
Su									

Test 3

	Verstehen		Verstehen		Ausdruck		Lesen		Schreiben
1		1		1		1			
2		2		2		2			X
3		3			X	3			X
4		4			X	4			X
5		5			X	5			X
Su									

Ergebnisse

Test	Gesamtleistung		rezeptive Leistung		expressive Leistung	
Datum	Punktwert	Prozentrang	Punktwert	Prozentrang	Punktwert	Prozentrang
1						
2						
3						

Aphasie-Schnell-Test

Protokollbogen

Carsten Kroker 1999

Name, geb.		Hobby	Beruf
Adresse		Hilfsmittel O Brille O Hörgerät O Zahnersatz O sonst.: ______	
Krankheitsbeginn	Therapiebeginn	Log. Diagnose	Med. Diagnose
Familienstand	Angehörige	Station / Zimmer	Therapieergebnis

Weitere Diagnostik in folgenden Bereichen erforderlich:

O Sehstatus O mnestischer Status O Stimm-/Sprechstatus
O Vigilanz O Kognitiver Status O Zahnstatus O Rumpfstabilität

Bemerkungen:

Test 1

	Verstehen		Verstehen		Ausdruck		Lesen		Schreiben
1		1		1		1			
2		2		2		2			X
3		3			X	3			X
4		4			X	4			X
5		5			X	5			X
Su									

Test 2

	Verstehen		Verstehen		Ausdruck		Lesen		Schreiben
1		1		1		1			
2		2		2		2			X
3		3			X	3			X
4		4			X	4			X
5		5			X	5			X
Su									

Test 3

	Verstehen		Verstehen		Ausdruck		Lesen		Schreiben
1		1		1		1			
2		2		2		2			X
3		3			X	3			X
4		4			X	4			X
5		5			X	5			X
Su									

Ergebnisse

Test	Gesamtleistung		rezeptive Leistung		expressive Leistung	
Datum	Punktwert	Prozentrang	Punktwert	Prozentrang	Punktwert	Prozentrang
1						
2						
3						

Aphasie-Schnell-Test

Protokollbogen

Carsten Kroker 1999

Name, geb.		Hobby	Beruf
Adresse		Hilfsmittel O Brille O Hörgerät O Zahnersatz O sonst.: ______________	
Krankheitsbeginn	Therapiebeginn	Log. Diagnose	Med. Diagnose
Familienstand	Angehörige	Station/Zimmer	Therapieergebnis

Weitere Diagnostik in folgenden Bereichen erforderlich:

O Sehstatus O mnestischer Status O Stimm-/Sprechstatus

O Vigilanz O Kognitiver Status O Zahnstatus O Rumpfstabilität

Bemerkungen:

Test 1

	Verstehen		Verstehen		Ausdruck		Lesen	Schreiben
1		1		1		1		
2		2		2		2		X
3		3			X	3		X
4		4			X	4		X
5		5			X	5		X
Su								

Test 2

	Verstehen		Verstehen		Ausdruck		Lesen	Schreiben
1		1		1		1		
2		2		2		2		X
3		3			X	3		X
4		4			X	4		X
5		5			X	5		X
Su								

Test 3

	Verstehen		Verstehen		Ausdruck		Lesen	Schreiben
1		1		1		1		
2		2		2		2		X
3		3			X	3		X
4		4			X	4		X
5		5			X	5		X
Su								

Ergebnisse

Test	Gesamtleistung		rezeptive Leistung		expressive Leistung	
Datum	Punktwert	Prozentrang	Punktwert	Prozentrang	Punktwert	Prozentrang
1						
2						
3						

Aphasie-Schnell-Test

Protokollbogen

Carsten Kroker 1999

Name, geb.		Hobby	Beruf
Adresse		Hilfsmittel O Brille O Hörgerät O Zahnersatz O sonst.: ____________	
Krankheitsbeginn	Therapiebeginn	Log. Diagnose	Med. Diagnose
Familienstand	Angehörige	Station / Zimmer	Therapieergebnis

Weitere Diagnostik in folgenden Bereichen erforderlich:

O Sehstatus O mnestischer Status O Stimm-/Sprechstatus
O Vigilanz O Kognitiver Status O Zahnstatus O Rumpfstabilität

Bemerkungen:

Test 1

	Verstehen		Verstehen		Ausdruck		Lesen		Schreiben
1		1		1		1			
2		2		2		2			X
3		3			X	3			X
4		4			X	4			X
5		5			X	5			X
Su									

Test 2

	Verstehen		Verstehen		Ausdruck		Lesen		Schreiben
1		1		1		1			
2		2		2		2			X
3		3			X	3			X
4		4			X	4			X
5		5			X	5			X
Su									

Test 3

	Verstehen		Verstehen		Ausdruck		Lesen		Schreiben
1		1		1		1			
2		2		2		2			X
3		3			X	3			X
4		4			X	4			X
5		5			X	5			X
Su									

Ergebnisse

Test	Gesamtleistung		rezeptive Leistung		expressive Leistung	
Datum	Punktwert	Prozentrang	Punktwert	Prozentrang	Punktwert	Prozentrang
1						
2						
3						

Aphasie-Schnell-Test

Protokollbogen

Carsten Kroker 1999

Name, geb.		Hobby	Beruf
Adresse		Hilfsmittel O Brille O Hörgerät O Zahnersatz O sonst.: ______________	
Krankheitsbeginn	Therapiebeginn	Log. Diagnose	Med. Diagnose
Familienstand	Angehörige	Station/Zimmer	Therapieergebnis

Weitere Diagnostik in folgenden Bereichen erforderlich:

O Sehstatus O mnestischer Status O Stimm-/Sprechstatus
O Vigilanz O Kognitiver Status O Zahnstatus O Rumpfstabilität

Bemerkungen:

Test 1

Verstehen				Ausdruck		Lesen		Schreiben
1		1		1		1		
2		2		2		2		X
3		3			X	3		X
4		4			X	4		X
5		5			X	5		X
Su								

Test 2

Verstehen				Ausdruck		Lesen		Schreiben
1		1		1		1		
2		2		2		2		X
3		3			X	3		X
4		4			X	4		X
5		5			X	5		X
Su								

Test 3

Verstehen				Ausdruck		Lesen		Schreiben
1		1		1		1		
2		2		2		2		X
3		3			X	3		X
4		4			X	4		X
5		5			X	5		X
Su								

Ergebnisse

Test	Gesamtleistung		rezeptive Leistung		expressive Leistung	
Datum	Punktwert	Prozentrang	Punktwert	Prozentrang	Punktwert	Prozentrang
1						
2						
3						

Aphasie-Schnell-Test

Protokollbogen

Carsten Kroker 1999

Name, geb.	Hobby	Beruf
Adresse	Hilfsmittel O Brille O Hörgerät O Zahnersatz O sonst.: ______	
Krankheitsbeginn / Therapiebeginn	Log. Diagnose	Med. Diagnose
Familienstand / Angehörige	Station/Zimmer	Therapieergebnis

Weitere Diagnostik in folgenden Bereichen erforderlich:

O Sehstatus O mnestischer Status O Stimm-/Sprechstatus

O Vigilanz O Kognitiver Status O Zahnstatus O Rumpfstabilität

Bemerkungen:

Test 1

	Verstehen		Verstehen		Ausdruck		Lesen		Schreiben
1		1		1		1			
2		2		2		2			X
3		3			X	3			X
4		4			X	4			X
5		5			X	5			X
Su									

Test 2

	Verstehen		Verstehen		Ausdruck		Lesen		Schreiben
1		1		1		1			
2		2		2		2			X
3		3			X	3			X
4		4			X	4			X
5		5			X	5			X
Su									

Test 3

	Verstehen		Verstehen		Ausdruck		Lesen		Schreiben
1		1		1		1			
2		2		2		2			X
3		3			X	3			X
4		4			X	4			X
5		5			X	5			X
Su									

Ergebnisse

Test	Gesamtleistung		rezeptive Leistung		expressive Leistung	
Datum	Punktwert	Prozentrang	Punktwert	Prozentrang	Punktwert	Prozentrang
1						
2						
3						

Aphasie-Schnell-Test

Protokollbogen

Carsten Kroker 1999

Name, geb.		Hobby	Beruf
Adresse		Hilfsmittel O Brille O Hörgerät O Zahnersatz O sonst.: ____________	
Krankheitsbeginn	Therapiebeginn	Log. Diagnose	Med. Diagnose
Familienstand	Angehörige	Station / Zimmer	Therapieergebnis

Weitere Diagnostik in folgenden Bereichen erforderlich:

O Sehstatus O mnestischer Status O Stimm- / Sprechstatus

O Vigilanz O Kognitiver Status O Zahnstatus O Rumpfstabilität

Bemerkungen:

Test 1

Verstehen				Ausdruck		Lesen		Schreiben
1		1		1		1		
2		2		2		2		X
3		3			X	3		X
4		4			X	4		X
5		5			X	5		X
Su								

Test 2

Verstehen				Ausdruck		Lesen		Schreiben
1		1		1		1		
2		2		2		2		X
3		3			X	3		X
4		4			X	4		X
5		5			X	5		X
Su								

Test 3

Verstehen				Ausdruck		Lesen		Schreiben
1		1		1		1		
2		2		2		2		X
3		3			X	3		X
4		4			X	4		X
5		5			X	5		X
Su								

Ergebnisse

Test	Gesamtleistung		rezeptive Leistung		expressive Leistung	
Datum	Punktwert	Prozentrang	Punktwert	Prozentrang	Punktwert	Prozentrang
1						
2						
3						

Aphasie-Schnell-Test

Protokollbogen

Carsten Kroker 1999

Name, geb.		Hobby	Beruf
Adresse		Hilfsmittel O Brille O Hörgerät O Zahnersatz O sonst.: ____________	
Krankheitsbeginn	Therapiebeginn	Log. Diagnose	Med. Diagnose
Familienstand	Angehörige	Station / Zimmer	Therapieergebnis

Weitere Diagnostik in folgenden Bereichen erforderlich:

O Sehstatus O mnestischer Status O Stimm- / Sprechstatus

O Vigilanz O Kognitiver Status O Zahnstatus O Rumpfstabilität

Bemerkungen:

Test 1

	Verstehen			Ausdruck		Lesen		Schreiben
1	☐	1	☐	1	☐	1	☐	☐
2	☐	2	☐	2	☐	2	☐	X
3	☐	3	☐		X	3	☐	X
4	☐	4	☐		X	4	☐	X
5	☐	5	☐		X	5	☐	X
Su	☐		☐		☐		☐	☐

Test 2

	Verstehen			Ausdruck		Lesen		Schreiben
1	☐	1	☐	1	☐	1	☐	☐
2	☐	2	☐	2	☐	2	☐	X
3	☐	3	☐		X	3	☐	X
4	☐	4	☐		X	4	☐	X
5	☐	5	☐		X	5	☐	X
Su	☐		☐		☐		☐	☐

Test 3

	Verstehen			Ausdruck		Lesen		Schreiben
1	☐	1	☐	1	☐	1	☐	☐
2	☐	2	☐	2	☐	2	☐	X
3	☐	3	☐		X	3	☐	X
4	☐	4	☐		X	4	☐	X
5	☐	5	☐		X	5	☐	X
Su	☐		☐		☐		☐	☐

Ergebnisse

Test	Gesamtleistung		rezeptive Leistung		expressive Leistung	
Datum	Punktwert	Prozentrang	Punktwert	Prozentrang	Punktwert	Prozentrang
1						
2						
3						

Aphasie-Schnell-Test

Protokollbogen

Carsten Kroker 1999

Name, geb.		Hobby	Beruf
Adresse		Hilfsmittel O Brille O Hörgerät O Zahnersatz O sonst.: ______________	
Krankheitsbeginn	Therapiebeginn	Log. Diagnose	Med. Diagnose
Familienstand	Angehörige	Station / Zimmer	Therapieergebnis

Weitere Diagnostik in folgenden Bereichen erforderlich:

O Sehstatus O mnestischer Status O Stimm-/Sprechstatus

O Vigilanz O Kognitiver Status O Zahnstatus O Rumpfstabilität

Bemerkungen:

Test 1

	Verstehen	Verstehen	Ausdruck	Lesen	Schreiben
1					
2					X
3			X		X
4			X		X
5			X		X
Su					

Test 2

	Verstehen	Verstehen	Ausdruck	Lesen	Schreiben
1					
2					X
3			X		X
4			X		X
5			X		X
Su					

Test 3

	Verstehen	Verstehen	Ausdruck	Lesen	Schreiben
1					
2					X
3			X		X
4			X		X
5			X		X
Su					

Ergebnisse

Test	Gesamtleistung		rezeptive Leistung		expressive Leistung	
Datum	Punktwert	Prozentrang	Punktwert	Prozentrang	Punktwert	Prozentrang
1						
2						
3						

Aphasie-Schnell-Test

Protokollbogen

Carsten Kroker 1999

Name, geb.		Hobby	Beruf
Adresse		Hilfsmittel O Brille O Hörgerät O Zahnersatz O sonst.: ____________	
Krankheitsbeginn	Therapiebeginn	Log. Diagnose	Med. Diagnose
Familienstand	Angehörige	Station/Zimmer	Therapieergebnis

Weitere Diagnostik in folgenden Bereichen erforderlich:

O Sehstatus O mnestischer Status O Stimm-/Sprechstatus

O Vigilanz O Kognitiver Status O Zahnstatus O Rumpfstabilität

Bemerkungen:

Test 1

	Verstehen		Verstehen		Ausdruck		Lesen	Schreiben
1		1		1		1		
2		2		2		2		X
3		3			X	3		X
4		4			X	4		X
5		5			X	5		X
Su								

Test 2

	Verstehen		Verstehen		Ausdruck		Lesen	Schreiben
1		1		1		1		
2		2		2		2		X
3		3			X	3		X
4		4			X	4		X
5		5			X	5		X
Su								

Test 3

	Verstehen		Verstehen		Ausdruck		Lesen	Schreiben
1		1		1		1		
2		2		2		2		X
3		3			X	3		X
4		4			X	4		X
5		5			X	5		X
Su								

Ergebnisse

Test	Gesamtleistung		rezeptive Leistung		expressive Leistung	
Datum	Punktwert	Prozentrang	Punktwert	Prozentrang	Punktwert	Prozentrang
1						
2						
3						

Aphasie-Schnell-Test

Protokollbogen

Carsten Kroker 1999

Name, geb.		Hobby	Beruf
Adresse		Hilfsmittel O Brille O Hörgerät O Zahnersatz O sonst.: ______________	
Krankheitsbeginn	Therapiebeginn	Log. Diagnose	Med. Diagnose
Familienstand	Angehörige	Station/Zimmer	Therapieergebnis

Weitere Diagnostik in folgenden Bereichen erforderlich:

O Sehstatus
O mnestischer Status
O Stimm-/Sprechstatus
O Vigilanz
O Kognitiver Status
O Zahnstatus
O Rumpfstabilität

Bemerkungen:

Test 1

Verstehen				Ausdruck		Lesen		Schreiben
1		1		1		1		
2		2		2		2		X
3		3			X	3		X
4		4			X	4		X
5		5			X	5		X
Su								

Test 2

Verstehen				Ausdruck		Lesen		Schreiben
1		1		1		1		
2		2		2		2		X
3		3			X	3		X
4		4			X	4		X
5		5			X	5		X
Su								

Test 3

Verstehen				Ausdruck		Lesen		Schreiben
1		1		1		1		
2		2		2		2		X
3		3			X	3		X
4		4			X	4		X
5		5			X	5		X
Su								

Ergebnisse

Test	Gesamtleistung		rezeptive Leistung		expressive Leistung	
Datum	Punktwert	Prozentrang	Punktwert	Prozentrang	Punktwert	Prozentrang
1						
2						
3						

Aphasie-Schnell-Test

Protokollbogen

Carsten Kroker 1999

Name, geb.		Hobby	Beruf
Adresse		Hilfsmittel O Brille O Hörgerät O Zahnersatz O sonst.: ____________	
Krankheitsbeginn	Therapiebeginn	Log. Diagnose	Med. Diagnose
Familienstand	Angehörige	Station/Zimmer	Therapieergebnis

Weitere Diagnostik in folgenden Bereichen erforderlich:

O Sehstatus O mnestischer Status O Stimm-/Sprechstatus

O Vigilanz O Kognitiver Status O Zahnstatus O Rumpfstabilität

Bemerkungen:

Test 1

	Verstehen		Verstehen		Ausdruck		Lesen	Schreiben
1		1		1		1		
2		2		2		2		X
3		3			X	3		X
4		4			X	4		X
5		5			X	5		X
Su								

Test 2

	Verstehen		Verstehen		Ausdruck		Lesen	Schreiben
1		1		1		1		
2		2		2		2		X
3		3			X	3		X
4		4			X	4		X
5		5			X	5		X
Su								

Test 3

	Verstehen		Verstehen		Ausdruck		Lesen	Schreiben
1		1		1		1		
2		2		2		2		X
3		3			X	3		X
4		4			X	4		X
5		5			X	5		X
Su								

Ergebnisse

Test	Gesamtleistung		rezeptive Leistung		expressive Leistung	
Datum	Punktwert	Prozentrang	Punktwert	Prozentrang	Punktwert	Prozentrang
1						
2						
3						

Aphasie-Schnell-Test

Protokollbogen

Carsten Kroker 1999

Name, geb.		Hobby	Beruf
Adresse		Hilfsmittel O Brille O Hörgerät O Zahnersatz O sonst.: ____________	
Krankheitsbeginn	Therapiebeginn	Log. Diagnose	Med. Diagnose
Familienstand	Angehörige	Station/Zimmer	Therapieergebnis

Weitere Diagnostik in folgenden Bereichen erforderlich:

O Sehstatus O mnestischer Status O Stimm-/Sprechstatus
O Vigilanz O Kognitiver Status O Zahnstatus O Rumpfstabilität

Bemerkungen:

Test 1

Verstehen				Ausdruck		Lesen		Schreiben
1		1		1		1		
2		2		2		2		X
3		3			X	3		X
4		4			X	4		X
5		5			X	5		X
Su								

Test 2

Verstehen				Ausdruck		Lesen		Schreiben
1		1		1		1		
2		2		2		2		X
3		3			X	3		X
4		4			X	4		X
5		5			X	5		X
Su								

Test 3

Verstehen				Ausdruck		Lesen		Schreiben
1		1		1		1		
2		2		2		2		X
3		3			X	3		X
4		4			X	4		X
5		5			X	5		X
Su								

Ergebnisse

Test	Gesamtleistung		rezeptive Leistung		expressive Leistung	
Datum	Punktwert	Prozentrang	Punktwert	Prozentrang	Punktwert	Prozentrang
1						
2						
3						

Aphasie-Schnell-Test

Protokollbogen

Carsten Kroker 1999

Name, geb.		Hobby	Beruf
Adresse		Hilfsmittel O Brille O Hörgerät O Zahnersatz O sonst.: ____________	
Krankheitsbeginn	Therapiebeginn	Log. Diagnose	Med. Diagnose
Familienstand	Angehörige	Station / Zimmer	Therapieergebnis

Weitere Diagnostik in folgenden Bereichen erforderlich:
O Sehstatus O mnestischer Status O Stimm-/Sprechstatus
O Vigilanz O Kognitiver Status O Zahnstatus O Rumpfstabilität

Bemerkungen:

Test 1

	Verstehen			Ausdruck		Lesen		Schreiben
1		1		1		1		
2		2		2		2		X
3		3			X	3		X
4		4			X	4		X
5		5			X	5		X
Su								

Test 2

	Verstehen			Ausdruck		Lesen		Schreiben
1		1		1		1		
2		2		2		2		X
3		3			X	3		X
4		4			X	4		X
5		5			X	5		X
Su								

Test 3

	Verstehen			Ausdruck		Lesen		Schreiben
1		1		1		1		
2		2		2		2		X
3		3			X	3		X
4		4			X	4		X
5		5			X	5		X
Su								

Ergebnisse

Test	Gesamtleistung		rezeptive Leistung		expressive Leistung	
Datum	Punktwert	Prozentrang	Punktwert	Prozentrang	Punktwert	Prozentrang
1						
2						
3						